# NERVENSYSTEM

W0174733

# KLINIK

# ISBN 3-929915-16-2

## © ARDEA Verlag

Karl Heinz Herzog
Karolinenstr. 38
90 763 Fürth/Bay.
Fax: 0911/ 77 67 94

Alle Jahre wieder .... passend zur Weihnachtszeit oder irgendwie so ähnlich.

Das Nervensystem - unerforschte Weiten .... . Das klingt zwar reichlich prosaisch, aber es ist etwas dran. Sie sehen ja selbst, daß der Umfang wieder einmal zugenommen hat. Dabei ist dies hier nur die Klinik. Für die Vorklinik habe ich jetzt schon recht eindeutige Drohungen über den Umfang von unserer Frau Doktor vorliegen. Wir waren ja selbst etwas überrascht, beim Durcharbeiten unseres Fundus, wieviel zum Thema Nervensystem gefragt wird, bzw. wie hart sich die Schüler bei den Gedächtnisprotokollen getan haben. So verschwommene und teilweise recht widersprüchliche Fragestellungen gibt es wohl bei keinem anderen Stoffgebiet. Wie Sie ja vielleicht wissen, ist es das ganz spezielle Verdienst von Frau Dr. Rommelfanger, aus dem Material der ganzen Gedächtnisprotokolle (*inzwischen locker über 2.000*), **eindeutige** Fragestellungen zu formulieren, die auch mit dem identisch sind, was ein Amtsarzt von Ihnen wissen will.

Nachdem es also offensichtlich schon beim Protokollieren solche Probleme gibt, bleibt nur der Schluß übrig, daß hier wohl die größten Lücken in der Ausbildung bestehen (*der Verdacht entstand hauptsächlich bei persönlichen Rückfragen - also war's wohl nix mit dem Argument, die Fragen wären wirklich so schlecht gestellt!*).

Wir haben uns dementsprechend Mühe gegeben, Ihnen hierbei etwas unter die Arme zu greifen. Deshalb gibt es zum Thema Nervensystem den Band

- **KLINIK,**
- **VORKLINIK** und
- **PSYCHIATRIE** (*ein Thema, das auch für die eingeschränkte HP-Prüfung zum Psychotherapeuten zugeschnitten ist*).
- Zusätzlich wird es Erweiterungsbände (*mit 50 Fragen*) geben, um die Stoffgebiete auszubauen.

Zum Stoff selbst läßt sich sagen, daß Sie bei der Klinik ganz schön ins schwimmen kommen werden, wenn Ihre „Vorklinik" nicht sitzt. Hier ist alles streng logisch und ableitbar, wenn Sie gut aufgepaßt haben. *Falls doch noch Probleme mit dem Begriff der „Vorklinik" auftauchen, dann möchte ich Sie noch einmal darauf hinweisen, daß damit die Stoffgebiete Anatomie, Physiologie gemeint sind - logisch, wenn Sie sich jetzt klarmachen, daß Sie an die Klinik nicht mal zu denken brauchen, wenn das nicht sitzt.*

So, das wäre mal alles, was es als Einleitung braucht, Redaktionstratsch, Neuigkeiten etc. stehen wieder einmal hinten im Buch, jetzt heißt es

Kamera ab - Ton ab - Klappe ...

Fürth, November 1995

*K. Herzog*

Therapie, Therapiehinweise, Tips für die Praxis.

 schlechte Prognose

 gute Prognose

 Hinweise, Tips oder auch wichtiges für die Prüfung was nirgendwo steht aber schon nützlich war.

 Wiederum Hinweise (*Sie sehen, das taucht öfter auf*), diesmal eher technische Hinweise, Querverweise auf andere Themen oder Fragen, bzw. auch ... daraus folgt, ... das führt zu ...

 Obacht, aufgepaßt!!

 Komplikationen, auch **ACHTUNG!** oder Vorzeichen für ernstere Zwischenfälle.

 Aufzählungen, wichtige Punkte (die z. T. auch schon wörtlich so gefordert wurden!)

 ebenfalls Aufzählungen, aber thematisch untergeordnet (im Sinne der Frage)

 Beschwerden des Patienten, Anamnese.

 Labor; Befunde.

 klinische Erscheinungen.

 bei diesem Symbol sollte Ihnen ein Licht aufgehen. Meist handelt es sich um pathophysiologische Fakten.

 hier sollten Sie nachsehen bei ...

 ganz besonders wichtig für Sie: **BEHANDLUNGSVERBOT !!**

§§  das gehört ebenfalls zur ... **GESETZESKUNDE !!**

Zu guter letzt noch ein ▌▌▶ für den Index, der auch zum Lernen gedacht ist. Die fetten Zahlen sind Fragen, in denen das Stichwort verlangt wird, normal gedruckte Zahlen verweisen auf einen Kommentar.

**1) Welche Aussage/n ist/sind richtig?**

Folgende Symptome/Beschreibungen können bei einem Bandscheibenvorfall zutreffen:

**a)** Zeichen nach Lasègue positiv
**b)** Sensibilitätsstörungen an der Rückseite des Oberschenkels.
**c)** Blasen-, Mastdarmlähmungen
**d)** nächtliche, tiefsitzende Kreuzschmerzen
**e)** Vorfall vornehmlich des faserknorpeligen Anteils der Bandscheibe in den Wirbelkanal.

**A)** Alle Aussagen sind richtig.
**B)** Nur Aussagen a, b und c sind richtig.
**C)** Nur Aussagen a, c und e sind richtig.
**D)** Nur Aussagen c, d und e sind richtig.
**E)** Nur Aussagen b, c und d sind richtig.

**Antwort:**

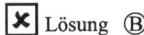 Lösung Ⓑ

Der **BANDSCHEIBENVORFALL** ist eine der häufigsten neurologischen Erkrankungen. Erinnern sie sich an ihre Vorlesung „Bewegungsapparat": die

- Bandscheibe besteht aus dem sogenannten
- ↳ Nucleus pulposus und (*um ihn herum gelagert*)
- ↳ Faserknorpel (*der Annulus fibrosus*).

- Diese Konstruktion stellt ein **WASSERKISSEN** dar, das die Wirbelsäule zum fast idealen Stoßfänger macht.
- Jedoch, alle Pracht ist vergänglich: schon ab dem 15. Lebensjahr zeigen sich Degenerationszeichen. Der Nucleus pulposus verliert an Wasser, und der Faserknorpels zeigt bereits in diesem Alter feine Risse.
- Mit zunehmendem Alter kommt es durch den progredienten Wasserverlust zu einer Bandscheibenlockerung. Der Patient bemerkt leichte **KREUZSCHMERZEN**; vornehmlich im Hals- und Lendenbereich.

- Es kann auch passieren, daß bei ungeschickten Bewegungen (*falsches Heben schwerer Lasten*) der Nucleus pulposus sich in die Risse des Annulus fibrosus (*des Faserknorpels*) verlagert. Bei dieser Bandscheiben-**PROTUSIO** leistet das Ligamentum longitudinale (*siehe Anatomieatlas*) noch ausreichend Widerstand und der Nucleus pulposus gleitet relativ schnell wieder zurück.
- Klinisch macht sich das dadurch bemerkbar, daß sich die Schmerzen sehr rasch wieder bessern.

- ○ Beim Bandscheiben-**PROLAPS** hat der Nucleus pulposus das Ligamentum longitudinale durchbrochen. Es kommt hier zu einer Wurzelreizung („*Ischias*") oder zu einem Cauda-Syndrom.

- ⓔ Die Aussage ⓔ ist also falsch; es kommt bei dem Prolaps zu einem Austritt des **NUCLEUS PULPOSUS** in den Wirbelkanal.

ⓑ   Je nach dem wo die Schädigung sich abspielt, kann der Nucleus pulposus auf einen **SPINALNERV** drük-ken. Man spricht hier von

      ⮕   **WURZELREIZSYNDROMEN**, beziehungsweise von
      ⮕   **WURZELSCHÄDIGUNGEN.**

☞ Diese Wurzelschädigungen machen sich fast immer in

      ●   **SENSIBLEN REIZERSCHEINUNGEN** bemerkbar oder auch in
      ●   **SENSIBILITÄTSAUSFÄLLEN.**

Wenn die Wurzel $S_1$ betroffen ist, strahlt der Schmerz charakteristisch in die **RÜCKSEITE DES OBER-SCHENKELS** und in die **WADE** aus. Der Schmerz kann sich bis zur kleinen Zehe des Fußes ausbreiten.

Eine Reizung der Wurzel $L_5$ ist mehr an der Außenseite des Oberschenkels und Unterschenkels zu spüren. Sie kann bis zur großen Zehe ausstrahlen.

☞      In unserem Fall ( ⓑ )wäre also dann die Wurzel $S_1$ betroffen.


ⓒ   **BLASEN- MASTDARM-LÄHMUNGEN** kommen vor, wenn viel Bandscheibenmaterial in den Wirbel-kanal prolabiert. Die Patienten können zusätzlich **SENSIBILITÄTSAUSFÄLLE** an **BEIDEN BEINEN** haben. Pathophysiologisch liegt eine Kompression der Cauda equina (*Cauda-Syndrom*) vor.

▽ Die Patienten müssen sofort ins Krankenhaus!


ⓐ   Das Zeichen nach **LASÈGUE** ist ein Hinweis auf eine Wurzelschädigung.

  Beim Test des Lasègue-Zeichens hebt der Untersucher beim liegenden Patienten das Bein passiv an. Im Fall einer Wurzelreizung treten heftige Schmerzen im Bereich des Bandscheibenvorfalls oder des Nerven auf.

▽ Die, durch die Kippung des Beckens hervorgerufene Schmerzsymptomatik ist immer ein Hinweis darauf, daß der Patient schnell zum Neurologen geschickt/gebracht werden muß!

Ein weiterer Hinweis auf eine **WURZELSCHÄDIGUNGEN** oder auf eine **REIZUNG DER RÜK-KENMARKSHÄUTE** ist die **ZUNAHME DES SCHMERZES** beim

- **HUSTEN,**
- **NIESEN** oder
- **PRESSEN.**

Wenn ihr Patient anamnestisch solche Zeichen aufweist, lassen Sie ihn am besten gleich ins Krankenhaus bringen. Dort wird dann mittels eines CT's oder einer Kernspintomographie entschieden werden müssen, ob der Patient operiert wird.

*Nach einem solchen Ereignis können Sie aber ihren Patienten dazu motivieren, daß er seine Rücken- und Bauch-Muskeln vernünftig auftrainiert!*

ⓓ Die nächtlichen, tiefsitzende Kreuzschmerzen sollten ihr Augenmerk auf die **SACROILIACAL-GELENKE** lenken. Das Auftreten von Gelenkschmerzen im Ruhezustand (*nachts!*) deutet auf das Vorliegen einer **ARTHRITIS** hin.

*Kennen Sie eine Arthritis der kleinen Gelenken der Wirbelsäule, die im Bereich des Kreuzbein anfängt?*

☞ Es ist der **MORBUS BECHTEREW**, die ankylosierende (*verknöchernde*) Spondylarthritis (*Entzündung der kleinen Wirbelgelenke*).

📖 **siehe Amtsarztfragen IMMUNOLOGIE**

**2) Welche Aussage/n ist/sind richtig?**

Eine bitemporale Hemianopsie kann bei folgenden Symptomen vorkommen:

a)   Hypophysentumor
b)   Zerstörung des Tractus opticus
c)   akute Durchblutungsstörung der hinteren Schädelgrube
d)   Tumor der Sehnervenkreuzung
e)   Ausfall des frontalen blickmotorischen Zentrums.


A)   Nur Aussagen a und c sind richtig.
B)   Nur Aussage b ist richtig.
C)   Nur Aussagen b und e sind richtig.
D)   Nur Aussagen a und d sind richtig.
E)   Nur Aussage c ist richtig.

## Antwort:

**✖** Lösung ①

*Auf den ersten Blick eine schwere Frage; wenn man's weiß, ist aber ganz leicht.*

☀ Eine

- **ANOPSIE** ist eine      **BLINDHEIT**; eine
- **HEMIANOPSIE** betrifft nur das      **HALBE GESICHTSFELD**.

*Der Patient sieht also in der eine Hälfte seines Gesichtsfeldes noch etwas.*

Bitemporal bedeutet, daß der Gesichtsfeldausfall jeweils die Außenseiten des Gesichtsfeldes betrifft:

➨    die **SCHEUKLAPPENBLINDHEIT**.

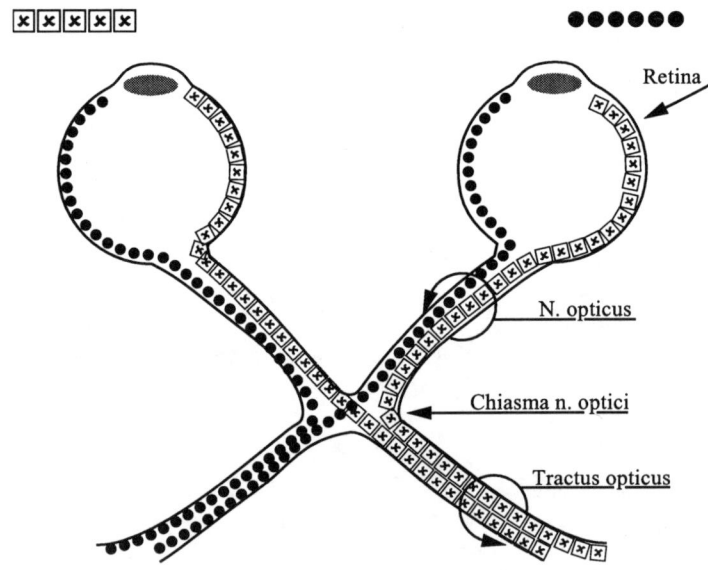

Jetzt brauchen Sie sich nur noch intensiv mit der beigefügten Schemazeichnung auseinanderzusetzen. Schauen Sie sich den Verbleib der Gesichtsfeldinformationen einmal an:

☞ Betrachten wir zunächst das **RECHTE AUGE**:

Die Informationen der

● **RECHTEN GESICHTSFELDHÄLFTE** (*außen, temporal*) werden durch die Linse auf die
    ↳ **LINKE SEITE DER NETZHAUT** projiziert.

Die Informationen der

☒ **LINKEN GESICHTSFELDHÄLFTE** (*innen, nasal*) landen auf der
    ↳ **RECHTEN NETZHAUTSEITE**.

Im Nervus opticus werden die Informationen geordnet weitertransportiert: die Informationen der

● rechten Gesichtsfeldhälfte sind
    ↳ innen (*nasal*), die Informationen der

☒ linken Gesichtsfeldhälfte befinden sich
    ↳ außen (*temporal*).

☞ Am **LINKEN AUGE** ist es umgekehrt: die Informationen der

● **RECHTEN GESICHTSFELDHÄLFTE** landen
    ↳ **AUSSEN** (*temporal*); die Informationen der
☒ **LINKEN GESICHTSFELDHÄLFTE** landen
    ↳ **INNEN** (*nasal*).

In der **SEHNERVENKREUZUNG** wechseln die **NASALEN FASERN** die Seite; die temporalen Fasern verlaufen ungekreuzt.

☞     Wenn sich exakt in dieser Sehnervenkreuzung ein Tumor befindet, der die, sich kreuzenden Fasern zerstört, so folgt daraus, daß sowohl das rechte, wie auch das linke Auge die äußeren Gesichtsfeldanteile nicht mehr wahrnehmen, bzw. weiterleiten kann.

ⓓ    Damit wäre Lösung ⓓ richtig.

📖 Wenn sie jedoch schon einmal einen intensiven Blick in den Anatomieatlas geworfen haben, dann wissen Sie, daß direkt unter der Sehnervenkreuzung die **SELLA TURCICA** mit der **HYPOPHYSE** liegt.

ⓐ    Auch bei einem, nach oben wachsenden **TUMOR DER HYPOPHYSE** kann es zu einer

         ●   **BITEMPORALEN HEMIANOPSIE** kommen.

ⓑ    Eine Läsion des **TRACTUS OPTICUS** (*der Sehbahn nach der Sehnervenkreuzung*) führt zu einem vollständigen Ausfall **EINER GESICHTSFELDHÄLFTE**. Beim Ausfall des rechten Tractus opticus ist der Patient auf beiden Augen auf der linken Seite blind (*homonyme Hemianopsie*).

ⓓ    Bei einer Durchblutungsstörung der **HINTEREN SCHÄDELGRUBE** kann viel passieren. Abgesehen von

         ●   Schwindelanfälle und anderen Kleinhirnsyndromen kann, was das visuelle System anbelangt, eine
         ●   Rindenblindheit oder eine
         ●   Störung der Blickmotorik resultieren.

ⓔ    Das **FRONTALE BLICKMOTORISCHE ZENTRUM** sitzt, wie der Name schon sagt, im Lobus frontalis des Großhirns und ist für willkürliche Augenbewegungen verantwortlich.

Das blickmotorische Zentrum kann zum Beispiel bei einem Hirnschlag geschädigt sein; das Fixieren von Gegenständen gelingt dann nicht mehr.

**3)Beurteilen Sie beide Aussagen und die Verknüpfung:**

Beim Alkoholiker können Polyneuropathien auftreten,

**weil**

chronische Leberschäden zu EEG-Veränderungen führen können.

A)    Beide Aussagen und die Verknüpfung sind richtig.
B)    Beide Aussagen sind richtig.
C)    Nur die erste Aussage ist richtig.
D)    Nur die zweite Aussage ist richtig.
E)    Keine Aussage ist richtig.

## Antwort:

☒ Lösung Ⓑ

*Eigentlich gibt es kein Organ, das man mit einer gehörigen Menge an Alkohol und viel Engagement nicht ruinieren könnte.*

Abgesehen von dem klassischen **ALKOHOLDELIR**, von der **ENCEPHALOPATHIE** und den **KLEIN-HIRNDEGENERATIONEN** im Rahmen des **ALKOHOLISMUS**, kommt es relativ häufig zu der **AL-KOHOLISCHEN POLYNEUROPATHIE.**

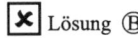 Die Aussage ① ist richtig.

Eine **POLYNEUROPATHIE** betrifft immer **mehrere** Nerven.

☀ Man nimmt an, daß die Entwicklung einer alkoholische Polyneuropathie durch eine ungenügende Nahrungs-und Vitamin-Zufuhr entsteht.
Um den Alkohol sachgerecht abbauen zukommen, braucht die Leber vermehrt Vitamin $B_1$. Vermutlich hängt die alkoholische Polyneuropathie mit einer relativ verminderten Zufuhr dieses Vitamins zusammen.

☞ Die alkoholische Polyneuropathie entwickelt sich in der Regel **LANGSAM** (*Monate*).
Die Erkrankung verläuft im klassischen Fall **SYMMETRISCH** und betrifft vorwiegend die **DISTALEN NERVENABSCHNITTE**; meistens beginnt die Erkrankung an den Füßen.
Der Patient bemerkt **PARÄSTHESIEN** oder **SPONTANSCHMERZEN**; später kommen **WADEN-KRÄMPFE** und eine allgemeine Druckempfindlichkeit der Wadenmuskeln hinzu.
Im weiteren Verlauf entwickeln sich **PARESEN** (*Lähmungen*) die langsam von den Füßen aufsteigen.

☞ Klinisches Kennzeichen ist hier das **FEHLEN DER MUSKELEIGENREFLEXE.**

Zu den ganz frühen Anzeichen einer Polyneuropathie gehört auch das charakteristische **ZITTERN**; in Anfang liegt ein feinschlägiger Tremor vor, der erst in schwereren Fällen in den groben Nüchterntremor übergeht.

*Daß man sich mit zuviel Alkohol die Leber herrichten kann, ist eine Binsenweisheit.*

Der Alkoholiker hat seine Leberzirrhose, die in fortgeschrittener Form die Entgiftungsfunktion der Leber beeinträchtigt. Durch die verminderte Harnstoffbildung kommt es zu einem erhöhten Ammoniak-Spiegel im Blut.

📖 siehe **AMTSARZTFRAGEN VERDAUUNGSORGANE KLINIK.**

Der erhöhte **AMMONIAKSPIEGEL** im Blut indiziert die Bildung von fehlerhaften Neurotransmittern, so daß es zu Klein- und Großhirnschäden kommt. Die Schäden am Großhirn lassen sich im Fall der chronischen hepatischen Encephalopathie im **EEG** nachweisen.

☞ **Die Aussage ② ist also ebenfalls richtig, beide Aussagen haben aber miteinander nichts zu tun!**

**4)** Ein Patient berichtet, daß er seit längerem Rückenschmerzen habe. Jetzt klagt er über ziehende Schmerzen im rechten Bein.

Bei der Untersuchung fällt eine Abschwächung des Achillessehnenreflexes rechts auf.

**Welche Aussage/n ist/sind richtig?**

**a)**     Es handelt sich vermutlich um einen Bandscheibenvorfall L5.
**b)**     Der Patient muß sofort mit dem Notarztwagen in die Klinik.
**c)**     Es handelt sich in typischer Weise um eine diabetische Polyneuropathie.
**d)**     Es handelt sich um ein Lumbago-Syndrom.
**e)**     Vermutlich ist der Patellarsehnenreflex rechts ebenfalls vermindert.

**A)**     Keine Aussage ist richtig.
**B)**     Nur Aussage a ist richtig.
**C)**     Nur Aussagen c und d sind richtig.
**D)**     Nur Aussagen a, d und e sind richtig.
**E)**     Nur Aussage b ist richtig.

## Antwort:

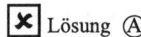 Lösung (A)

*Eine gemeine Frage!*

Unser Patient hat vermutlich einen **BANDSCHEIBENVORFALL** (*Prolaps*).

In der Praxis sieht es normalerweise so aus, daß Bandscheiben-Patienten häufig früher bereits Rückenschmerzen hatten. Diese Rückenschmerzen gegen normalerweise ohne neurologische Auffälligkeiten einher.

Bei diesen „normalen" Rückenschmerzen handelt es sich um eine **PROTUSIO** der Bandscheibe (des Nucleus pulposus); das heißt das Ligamentum longitudinale ist noch intakt und drängt die geschädigte Bandscheibe bald wieder auf ihren angestammten Platz zwischen den Wirbelkörpern zurück.

☞ Diese Rückenschmerzen **OHNE NEUROLOGISCHE AUSFALLSERSCHEINUNGEN** nennt man

➡ **LUMBAGO.**

(d) Da unser Patient mehr als nur Rückenschmerzen hat ist diese Aussage wohl falsch.

(a) Gemeinerweise handelt es sich auch **nicht** um einen Bandscheibenvorfall $L_5$. *Sie sind zwar der Sache schon näher gekommen, aber leider knapp daneben.*

☞ Eine Abschwächung des **ACHILLESSEHNENREFLEXES** weist auf einen Bandscheiben Vorfall $S_1$ hin.

Beim Bandscheibenvorfall $L_5$ sind alle üblichen Reflexe auslösbar.

(e) Erst beim Bandscheibenvorfall $L_4$ kommt es zu einer Abschwächung des **PATELLARSEHNEN-REFLEXES.**

(b) Unser Patient muß natürlich bald einer sachkundigen Behandlung unterzogen werden.

Da jedoch die Rückenschmerzen schon länger bestehenden und er außerdem spontan zu Ihnen in die Praxis kam (*und nicht gebracht wurde*) ist ein Notarztwagen wohl übertrieben.

☞ Sie sollten diesen Patienten aber sehr bald zu einem Neurologen schicken oder in der neurologischen Klinik vorstellen.

(c) *Bei der diabetischen Polyneuropathie liegen sie aber ziemlich daneben!*

📖 siehe **AMTSARZTFRAGEN STOFFWECHSEL**

Die **DIABETISCHE POLYNEUROPATHIE** geht mit Störungen der **SENSIBILITÄT** an den Füßen einher (*burning feet*). Eine Abschwächung der Reflexe kommt erst sehr viel später hinzu.

Außerdem hat der Kreuzschmerz nichts mit dem Diabetes zu tun.

5) Nennen Sie sechs Faktoren oder Situationen, die einen epileptischen Anfall auslösen können!

## Antwort:

☒ Hirntumor, Encephalitits, Hypoglykämie, Fieber, Schlafentzug, Alkoholentzugsdelir.

Bei den **EPILEPSIEN** unterscheidet man die sogenannten

- ● **SYMPTOMATISCHEN EPILEPSIEN** und die
- ○ **IDIOPATHISCHEN EPILEPSIEN.**

● Bei den **SYMPTOMATISCHEN EPILEPSIEN** handelt es sich um ein Anfallsleiden, das aufgrund von morphologischen oder biochemischen **VERÄNDERUNGEN IM GEHIRN** entsteht.
Oft kann man anhand der klinischen Manifestationen der Anfälle auf den **HERD** im Gehirn rückschließen.
Wenn man die auslösenden Noxen beseitigt, verschwindet auch die Epilepsie.

○ Bei der **IDIOPATHISCHEN EPILEPSIE** kann man solche Ursachen nicht finden. Es liegt jedoch meistens eine **ERHÖHTE FAMILIÄRE BELASTUNG** vor. Diese idiopathischen Epilepsien treten meist zwischen den **ERSTEN** und **DRITTEN LEBENSJAHRZEHNT** auf.
▼ Wichtig ist, daß man bei einem Auftreten einer Epilepsie **JENSEITS DES 25. LEBENSJAHRES** zunächst eine symptomatische Epilepsie annimmt und alle Hebel in Bewegung setzt, um die **URSACHE** zu finden. Vielleicht kann man einem Patienten mit symptomatischer Epilepsie durch eine gezielte Operation helfen.

☀ Eine **EPILEPSIE** entsteht dann, wenn die Erregbarkeit der Nervenzellen des Gehirns gesteigert ist.
Die Erregbarkeit der Nervenzellen hängt mit der Verteilung der **NATRIUM-** und **KALIUM-IONEN** an der Nervenzellmembran zusammen.

📖 **siehe AMTSARZTFRAGEN NERVENSYSTEM VORKLINIK.**

Hauptaufgabe der **GLIAZELLEN** ist es, über eine sinnvolle Verteilung dieser Ionen innerhalb des Gehirns zu wachen.

Wenn die Funktion der Gliazellen gestört ist, kann es quasi zu einem **KURZSCHLUSS** der Nervenzellen kommen. Wenn sich dieser Kurzschluß ausbreitet, spricht man von „Epilepsie".

Die Epilepsie ist also gekennzeichnet durch

    ① eine **ÜBERERREGBARKEIT** der Nervenzellen des Gehirns und

    ② durch eine **ÜBERSCHIESSENDE ERREGUNGSAUSBREITUNG** innerhalb der Großhirnrinde.

Prinzipiell ist **jedes** Gehirn epilepsiefähig.

Epilepsie bedeutet also nur, daß die Funktion der Gliazellen gestört ist.

☞ Für eine solche Störung gibt es jede Menge Ursachen:

Eine der wichtigsten Ursachen ist der

- **HIRNTUMOR**; aber natürlich können sich auch
- **OPERATIONEN** oder
- Residualzustände nach einer **HIRNBLUTUNG** in einem Anfallsleiden bemerkbar machen. Auch
- **GEFÄSSMISSBILDUNGEN** (*Aneurysmata*) oder
- chronische cerebrale **GEFÄSSVERÄNDERUNGEN** (*Arteriosklerose*) können eine Stoffwechselveränderung der Gliazellen bewirken. Selbst
- Infektion, wie **LUES** oder
- viren-oder pilzbedingte **ENCEPHALITIDEN,** können einer symptomatischen Epilepsie zugrunde liegen.

※ *Das Symptom „Epilepsie" sagt ja nur aus,* ***dass*** *die Großhirnrinde geschädigt ist,* ***nicht worin die Schädigung besteht.***

● Bei den **STOFFWECHSELSTÖRUNGEN** sind als Ursachen die

    ● Hypoglykämie, die
    ● Porphyrie, die
    ● Urämie oder auch eine
    ● Tetanie (*Hypoparathyreoidismus*) zu erwähnen. Aber auch
    ● alle Komaformen (*Leberkoma, hyperglykämisches Koma etc.*),sowie
    ● Delirien können eine Epilepsie aufweisen.

● Stoffwechselveränderungen des Gehirns kann man aber auch von außen induzieren: bei chronischen **VERGIFTUNGEN**, wie z.B.

    ● beim Alkoholismus oder
    ● bei Psychopharmakaintoxikationen kann es ebenfalls zu epileptischen Anfällen kommen.

Dann gibt es noch eine Reihe von Menschen, die ohne, ohne jemals einen epileptischen Anfall gehabt zu haben, ein auffälliges EEG aufweisen. Bei diesen Menschen lassen sich im **EEG** die sogenannten **SPIKES-AND-WAVES** (*epilepsietypische Zeichen*) nachweisen.

Bei diesen Menschen kann man durch

    ● **SCHLAFENTZUG** zum Beispiel, durch
    ● **HYPERVENTILATION** oder durch
    ● **FLIMMERLICHT** einen epileptischen Anfall provozieren.

Wohlgemerkt, diese Menschen müssen nie im Leben an einer Epilepsie erkranken; die spikes-and-waves lassen nur erkennen, daß eine genetische **DISPOSITION** zum Anfallsleiden vorliegt.

Solche Menschen können zum Beispiel

    ● bei hohem **FIEBER** einen Krampfanfall bekommen. Das gleiche gilt zum Beispiel für
    ● starke seelische oder körperliche **BELASTUNGEN**, oder auch einfach
    ● beim Trinken von großen Flüssigkeitsmengen (*muß kein Alkohol sein!*).

6)  **Welche Aussage/n ist/sind richtig?**

Eine Aura mit halluzinatorischen Erlebnissen kann bei folgenden Erkrankungen vorkommen:

**a)**     kurz vor Beginn einer Chorea major
**b)**     unmittelbar vor einem großen epileptischen Anfall
**c)**     als Ausdruck einer Hirnschädigung nach einem epileptischen Anfall
**d)**     während kurzer Bewußtlosigkeit bei einem kleinen epileptischen Anfall
**e)**     bei einer produktiven Psychose.

**A)**     Alle Aussagen sind richtig.
**B)**     Nur Aussagen b, c, d und e sind richtig.
**C)**     Nur Aussagen a, c, d und e sind richtig.
**D)**     Nur Aussage b ist richtig.
**E)**     Nur Aussagen a, b und c sind richtig.

## Antwort:

[X] Lösung ⅅ

ⓑ Unter einer

- **AURA** versteht man abnorme Wahrnehmungen, die sich **ZU BEGINN EINES EPILEPTISCHEN ANFALLS** einstellen können. Unter einer
- **HALLUZINATION** versteht man eine Wahrnehmung ohne realen Gegenstand; das heißt die Patienten sehen oder hören etwas, wo nichts ist.

Gemäß dieser Definition geht eine **AURA** immer mit Halluzinationen einher.

Manchmal lernen die Patienten, die an Epilepsie erkrankt sind, sich beim Auftreten der Aura schleunigst in Sicherheit zu bringen, so daß sie sich bei dem, zwangsläufig folgenden Anfall nicht sehr verletzen.

Während der Aura sieht man bereits epilepsietypische Veränderungen im **EEG**.

*Der Begriff „Aura", den man mit „Hauch" übersetzen kann, weist darauf hin, daß man früher glaubte, daß ein „Dampf" aus dem Körper ins Gehirn aufsteige und einen Anfall auslöse.*

Die Aura kann sehr komplexe Wahrnehmung enthalten.

☞ Man unterscheidet verschiedenen Formen der Aura:

- Die **VEGETATIVE AURA** geht mit diffusen **MISSEMPFINDUNGEN** im Thorax oder im Bauchraum einher. Bei der vegetativen Aura können auch Erscheinungen von seiten des vegetativen Nervensystem hinzukommen:

  - Hautrötung,
  - Herzklopfen,
  - Blutdruckveränderungen,
  - Atemunregelmäßigkeiten.

○   Bei der **SENSORISCHEN AURA** sieht der Patient

- ○   Flecken,
- ○   Kreise,
- ○   Lichter, die sich zum Teil bewegen. Es kann auch zu
- ○   akustischen oder
- ○   olfactorischen Halluzinationen kommen.

Manchmal kann man von der sensorischen Aura auf den Ort der Primärstörung im Gehirn schließen.

(a)   Die **CHOREA MAJOR**, oder auch chronisch progressive **CHOREA HUNTINGTON** genannt, ist eine Erkrankung des extrapyramidalen Systems. Sie geht einher mit einer **ATROPHIE** des

- ●   **NUCLEUS CAUDATUS** und des
- ●   **PUTAMEN.**

☞   Die Krankheit ist gekennzeichnet durch

- ●   **HYPERKINESEN**, also durch überschießende Bewegungen, sowie durch einen
- ●   zunehmenden **PERSÖNLICHKEITSABBAU** und
- ●   eine **DEMENZ**.

☖   Das typische klinische Symptom bei der Chorea major ist die **VERMINDERTE MUSKELSPANNUNG**. Die klassische Chorea major geht **NICHT** mit einer Epilepsie einher; sie hat demzufolge auch keine Aura.

(c)   Nach einem epileptischen Anfall kommt es in typischer Weise zu dem sogenannten **TERMINALSCHLAF**. Der Terminalschlaf ist subjektiv nicht erholsam; die Patienten wachen nach Minuten bis Stunden wie gerädert auf.

✿ Durch den Zerfall von Nervenzellen bei epileptischen Anfällen kommt es im Laufe der Jahre zu der sogenannten **EPILEPTISCHEN WESENSÄNDERUNG** (*organisches Psychosyndrom*).

📖 **siehe Amtsarztfragen PSYCHIATRIE**

Die Patienten, die schon sehr viele Anfälle hinter sich haben, sind

- langsam und unverständlich im Denken und Handeln,
- sie können sich nur schwer umstellen, und
- sind weitschweifig in ihren Erzählungen.

Manchmal kristallisiert sich auch

- Pedanterie,
- Beziehungsideen und
- Selbstgerechtigkeit heraus.

Diese epileptischen Wesensänderung tritt jedoch nicht nach **EINEM** epileptischen Anfall, sondern erst nach **EINIGEN JAHREN** der Krankheitskarriere auf.

ⓓ Während einer **BEWUSSTLOSIGKEIT** kann keine Aura auftreten; *wenn der Patient bewußtlos ist, weiß er ja nicht was er empfindet, sieht oder hört. Bewußtlosigkeit bedeutet, daß er nicht bewußt wahrnehmen kann!*

ⓔ Eine **PRODUKTIVE PSYCHOSE** geht mit einer Vielzahl von Symptomen einher, unter anderem auch mit vielen

- Halluzinationen und
- Wahnvorstellungen.

Da aber eine **AURA** als Startpunkt einer **EPILEPSIE** definiert ist, und unser Psychotiker sich auf seine Halluzinationen beschränkt, ist diese Antwort falsch.

7)  **Beurteilen sie beide Aussagen und die Verknüpfung:**

Beim Morbus Parkinson kommt es zu einer motorischen Gebundenheit,

**weil**

durch die Degeneration des Nucleus niger die hemmenden Impulse des Korpus striatum nicht mehr abgeschwächt werden.

A)     Beide Aussagen und die Verknüpfung sind richtig.
B)     Beide Aussagen sind richtig.
C)     Nur die erste Aussage ist richtig.
D)     Nur die zweite Aussage ist richtig.
E)     Keine Aussage ist richtig.

## Antwort:

☒ Lösung Ⓐ

Der **MORBUS PARKINSON** ist eine der häufigsten Nervenerkrankungen.

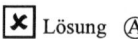 Pathophysiologisch handelt es sich um eine **Degenerationen des NUCLEUS NIGER** (*Substantia nigra*).
Der Nucleus niger gehört zu dem System der **EXTRAPYRAMIDAL-MOTORISCHEN GANGLIEN.**

📖 **siehe AMTSARZTFRAGEN NERVENSYSTEM VORKLINIK.**

Diese Ganglien sind für Bewegungsmuster, bei denen man nicht überlegen muß

- Schreiben,
- Fahrrad fahren,
- Autofahren,
- Mimik,
- Gestik verantwortlich.

Die Entstehung der Bewegungsmuster in den extrapyramidal-motorischen Ganglien ist ein kompliziertes
Hin und Her von Erregungsschleifen, bei denen die einzelnen Kerne

- Nucleus caudatus,
- Putamen,
- Pallidum,
- Substantia nigra,
- Nucleus ruber, und andere

miteinander kommunizieren.

Sie können sich vorstellen, daß, wenn auch nur ein einzelner Kern ausfällt, die gesamte extrapyramidal-motorische Bewegung nicht sinnvoll koordiniert werden kann.

Das **KORPUS STRIATUM** (*Nucleus caudatus und Putamen*) gibt vor allem **BEWEGUNGSHEMMENDE IMPULSE** ab. Diese Impulse wiederum werden abgeschwächt durch die Aktivität der Substantia nigra. *Logisch, daß, wenn die Substantia nigra ausfällt, eine allgemeine Bewegungshemmung, eine AKINESE, resultiert.*

(1) Das deutsche Wort für Akinese ist „motorische Gebundenheit"; ***damit ist die erste Aussage richtig.***

☞ Diese **AKINESE**, die motorische Gebundenheit, macht sich klinisch bei allen Muskelbewegungen bemerkbar.

Charakteristisch ist die

- **VERARMUNG DER MIMIK** und der **MASKENHAFTE GESICHTSAUSDRUCK.**
- Beim Gehen werden die **ARME** nicht mitbewegt;
- die **STIMME** ist leise, monoton und mangelhaft artikuliert.

Die Patienten können stundenlang unbeweglich sitzen oder liegen; in extremen Fällen können Arm-, Bein- oder Kopfhaltungen unnatürlich lange beibehalten werden.

Die Patienten haben das Problemen der sinnvollen Anpassung ihrer Bewegungsmuster an die Anforderungen der Umgebung. Das macht sich dadurch bemerkbar, daß der Patient eine gewisse „Anlaufzeit" braucht, um Handlungen oder Bewegungen zu ändern. Wenn der Patient aufstehen und gehen möchte, so ist das nicht so flüssig möglich, wie man es gewöhnt wäre. Auch umgekehrt ist das Stoppen von Bewegungen, zum Beispiel das Anhalten aus dem Gehen beim Auftauchen eines Hindernisses, verlangsamt:

- die Patienten **STÜRZEN** viel und verletzen sich.

(2) Außer der Akinese gehört zum Morbus Parkinson noch der **RIGOR.**

Der Rigor ist eine **TONUSERHÖHUNG** der Muskulatur und trägt hauptsächlich zur typischen Körperhaltung bei.

Durch die erhöhte Anspannung der Skelettmuskulatur sind die Reflexe bei der Untersuchung vermindert. Der **RIGOR** läßt sich bei der Untersuchung durch das sogenannte „ZAHNRADPHÄNOMEN " nachweisen: wenn man den Patienten bittet, den Unterarme locker fallen zu lassen, so muß man in der Regel nachhelfen und die Unterarme herunterdrücken. Der Muskeltonus gibt ruckweise nach

- das **ZAHNRADPHÄNOMEN.**

③ Als drittes charakteristisches Symptom kommt der **RUHETREMOR** hinzu. Der Ruhetremor kann als

- Pillendreher-Tremor oder als
- Ja- oder Nein- Tremor auftreten.

Er ist **GROBSCHLÄGIG** und mehr distal betont. Beim Intensionsbewegungen läßt er nach.

Weiterhin treten beim Morbus Parkinson **VEGETATIVE STÖRUNGEN** auf: es kommt zu einer **SEKRETIONSSTEIGERUNG DER SPEICHELDRÜSEN**, sowie der **SCHWEISS-** und **TALGDRÜ-SEN**. Daher kommt es zu dem, für den Morbus Parkinson typischen

➠  „SALBENGESICHT".

☞ Therapie: da man mittlerweile weiß, daß die hemmenden Impulse der Substantia nigra auf das Korpus striatum durch den Neurotransmitter **DOPAMIN** übertragen werden, versucht man, durch Pharmaka den Dopamingehalt des Gehirnes zu erhöhen. Diese Therapie ist natürlich lebenslang durchzuführen.

**8) Welche Aussage ist falsch?**

Symptome, die auf einem Kleinhirntumor hinweisen, sind:

**A)**    Ataxie
**B)**    Stauungspapille
**C)**    Halbseitenlähmung
**D)**    Nackensteife
**E)**    Nystagmus

**Antwort:**

☒ Lösung ©

☀ Die Funktion des **KLEINHIRNS** ist

- die Aufrechterhaltung der **STÜTZ-UND HALTEMOTORIK**,
- die **KURSKORREKTUR** bei zielmotorischen Bewegungen, sowie
- die Steuerung der **BLICKMOTORIK**.

📖 siehe **AMTSARZTFRAGEN NERVENSYSTEM VORKLINIK.**

*Wenn man sich das vor Augen hält, kann man sich die Symptome einer Kleinhirnfunktionsstörung ableiten.*

- In erster Linie kommt es zu einer **STÖRUNG DER KOORDINATION** im allgemeinen. Diese Störung der Koordination nennt man

Ⓐ            ⮕ **ATAXIE.**

Wenn sie eine bildliche Vorstellung über diese Kleinhirnataxie brauchen, denken Sie an eine gängige Kleinhirnvergiftung:

⮕ den Alkoholrausch.

☞ Die Patienten können bei dem Ausfall des Kleinhirns die Motorik des Rumpfes nicht koordinieren.

Bei einer neurologischen Untersuchung überprüft man die motorische Koordination durch den sogenannten

➠ **FINGER-NASE-VERSUCH.**

*Bei diesem Versuch soll der Patient mit geschlossenen Augen den Zeigefinger im großen Bogen auf die Nase zu bewegen. Bei diesem Versuch ist es unerheblich, ob der Patient die eigene Nase trifft oder nicht; man beobachtet die Führung der Hand und des Fingers. Ein INTENSIONSTREMOR, der sich vor Erreichen des Ziels (in unserem Fall der eigenen Nase) steigert, weist auf eine Störung des Kleinhirns hin.*

● Ein

Ⓔ       ➠ **NYSTAGMUS**

weist auf eine Koordinationsstörung der **AUGENMUSKELN** ihn. Beim Nystagmus können die Augenbulbi nicht ruhig auf ein Ziel gerichtet bleiben.

● Der dritte Punkt aus der **CHARCOT'SCHEN TRIAS**, die hinweisend auf eine Kleinhirnfunktionsstörung ist, ist die **SKANDIERENDE** Sprache.
Die Patienten sprechen mühsam, stockend, und haben eine verwaschene Aussprache. Die Silben kommen **abgehackt** hervor. Die Sprachstörung wird bei bestimmten Testworten noch deutlicher: „liebe Lilli Lehmann" usw..

Da hier von einem **TUMOR** die Rede ist, gehören alle unspezifischen Hirntumor-Zeichen dazu:

Ⓑ   ●   Die **STAUUNGSPAPILLE** tritt auf bei erhöhtem Liquordruck. Durch den erhöhten Druck wird der Sehnerv ins Augeninnere vorgeschoben; sichtbar ist die Stauungspapille beim Augenspiegeln am Augenhintergrund.

Da der Tumor in der hinteren Schädelgrube liegt, kann er frühzeitig eine

Ⓓ   ●   **NACKENSTEIFE** hervorrufen. **Eine Nackensteife ist immer Hinweis auf eine meningeale Reizung.**

    Man testet die Nackensteife, indem man beim liegenden Patienten passiv den Kopf hebt und das Kinn Richtung Brustbein bewegt. Bei der Nackensteifigkeit ist diese Prozedur sehr schmerzhaft und von starken reflektorischen Muskelanspannungen des Nackens begleitet.

Weitere Zeichen eines Hirntumors wären:

●   **KOPFSCHMERZEN**, die sich bei Erhöhung des Liquordrucks, also

      ●   beim Aufrichten,
      ●   beim Drücken,
      ●   beim Pressen **verstärken**, sowie

●   **EPILEPTISCHE ANFÄLLE.**

📖 **siehe Frage # 5.**

☞ Speziell beim Kleinhirntumor treten Zeichen der **RAUTENGRUBE** (*4. Ventrikel*) auf:

      ●   Übelkeit,
      ●   Erbrechen,
      ●   Schwindelanfälle.

Ⓒ   Bei einer **HALBSEITENLÄHMUNG** liegt meistens ein **APOPLEX** zugrunde.

    Es kommt zu Durchblutungsstörungen meist in der **CAPSULA INTERNA**, die sowohl die Pyramidenbahn, als auch die Extrapyramidalbahn schädigen.

☞ Eine Schädigung auf der **rechten** Gehirnhemisphäre führt zu einer Lähmung der **linken** Körperseite.

📖 **siehe AMTSARZTFRAGEN NERVENSYSTEM VORKLINIK.**

**9) Welche Aussage ist richtig?**

Bei einer Schwurhand handelt es sich

**A)**     um eine Radialislähmung
**B)**     um eine Ulnarislähmung
**C)**     um eine Medianuslähmung
**D)**     um Veränderungen an den Sehnen des zweiten und dritten Fingers
**E)**     um eine Dupuytren'sche Kontraktur.

## Antwort:

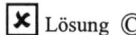 Lösung ©

*Einzelne Nerven sollte man schon genauer kennenlernen. Besonders gerne werden die drei Armnerven*

- *Nervus radialis,*
- *Nervus medianus,*
- *Nervus ulnaris gefragt.*

© Der **NERVUS MEDIANUS** innerviert am Arm hauptsächlich die **BEUGER**. Man unterscheidet klinisch
- eine untere,
- eine mittlere und
- eine obere Schädigungen des Nervus medianus.

- Die **UNTERE SCHÄDIGUNGEN** des Nervus medianus entspricht dem

- **KARPALTUNNELSYNDROM.**

Beim Karpaltunnelsyndrom wird der Nerv durch Raumforderungen (*meistens Ödeme*) auf Höhe der **HANDWURZELKNOCHEN** abgedrückt.

☞ Der Patient bemerkt

- **NÄCHTLICHE BRENNENDE SCHMERZEN,** die im Laufe der Zeit in eine
- **HYPÄSTHESIE** (*Empfindungsstörung*) im Bereich des Daumens, Zeigefingers und eventuell auch des Mittelfingers übergehen.

Weiterhin treten beim fortgeschrittenen Karpaltunnelsyndrom

- **PARESEN** (*Lähmungen*) der Daumenmuskeln auf. Man sieht eine Abflachung des Thenars (*des Daumenballens*) und atrophierte Muskuli interossei zwischen dem I. und II., sowie dem II. und III. Fingerstrahl.

- Bei einer Schädigung auf Höhe des **UNTERARMS** sind die Handmuskeln in ihrer Greiffunktion eingeschränkt.

- Was Sie am meisten interessiert ist natürlich die **OBERE MEDIANUSLÄHMUNG**: hier kommt es zur
  - **SCHWURHAND**.

Unter dem Begriff „Schwurhand" versteht man das Unvermögen, eine **FAUST** zu machen. Der Patient kann bei einer intendierten Faustschlußbewegung nur die Finger 4 und 5 beugen.

☞ Ergo: die Schwurhand, sieht man nur, wenn der Patient versucht eine Faust zu machen.

Zusätzlich kommt es zu **SENSIBLEN AUSFÄLLEN** und zu **TROPHISCHEN STÖRUNGEN**, da der Nervus medianus zusätzlich vegetative Fasern enthält.

▽ Ursachen dieser Schädigung des Nervus medianus können zum Beispiel **PARAVENÖSE INJEKTIONEN** oder eine **OBERARMFRAKTUR** sein.

Ⓐ  Der **NERVUS RADIALIS** innerviert im wesentlichen die **STRECKER**.

● Bei einer **UNTEREN RADIALISLÄHMUNG** können die Finger im Grundgelenk nicht mehr gesteckt werden.

● Bei einer **MITTLEREN RADIALISLÄHMUNG** kann die Hand nicht mehr gestreckt werden; es resultiert die

⟶ **FALLHAND**.

Zusätzlich kann es zum Verlust des **RADIUSPERIOSTREFLEXES** kommen.

Die mittlere Radialislähmung kann entstehen, wenn der Nerv gegen den Oberarmknochen gedrückt wird. Das kann der Fall sein im Schlaf, während einer Narkose, oder während eines Alkoholrausches. Der Nerv kann natürlich auch bei einer Fraktur des Oberarmknochens geschädigt werden.

Ⓑ  Der **NERVUS ULNARIS** innerviert im wesentlichen die **MUSKELN DER HAND**.

Bei einer vollständigen Lähmung dieses Nerven können die kleinen Handmuskeln nicht mehr bewegt werden. Es resultiert die

⟶ **KRALLENHAND**.

Der Nervus ulnaris kann bei einer Schädigung des **ELLENBOGEN** mitverletzt werden.

Ⓓ  Veränderungen der Sehnen des 2. und 3. Fingers sind eigentlich für kein besonderes Krankheitsbild typisch.

Ⓔ  Eine **DUPUYTREN'SCHE KONTRAKTUR** kann zum Beispiel im Verlauf einer **LEBER-SCHÄDIGUNG** auftreten.

📖 **siehe AMTSARZTFRAGEN VERDAUUNGSORGANE KLINIK**

Bei einer Dupuytren'schen Kontraktur kommt es zu Verkürzungen der Sehnen des kleinen Fingers und des Ringfingers, so daß die Finger nicht mehr gesteckt werden können.

Eine Dupuytren'sche Kontraktur muß operiert werden.

**10) Welche Aussage ist richtig?**

Ein 62jähriger Mann kommt mit einer vornübergebeugten Haltung, starrer Mimik und kleinschrittigem, langsamem Gehen.

**Folgende Erkrankung ist am wahrscheinlichsten:**

**A)**    multiple Sklerose
**B)**    Apoplex
**C)**    Residualzustand nach gehäuften epileptischen Anfällen
**D)**    Morbus Parkinson
**E)**    Kleinhirnfunktionsstörung.

## Antwort:

☒ Lösung ⒟

*Ich denke, Sie haben die Leitsymptome aus **Frage # 7** noch erkannt.*

⒟ Der **MORBUS PARKINSON** ist gekennzeichnet durch

☞
- die **AKINESE**,
- den **RIGOR** und
- den grobschlägigen **RUHETREMOR**.

Beim Morbus Parkinson kommt es zu einer allgemeinen **HEMMUNG VON BEWEGUNGEN**; die Patienten haben eine

- starre, gebeugte Haltung,
- starre Mimik und
- wenig Gestik.

Allgemein sind die Patienten sehr „aspontan" (= *nicht spontan*).

- Die Gehbewegungen der Patienten sind langsam und wenig schwungvoll; **KLEINE SCHRITTE**, die schlecht gesteuert, bzw. gebremst werden können.
- Weiterhin kommt es beim Morbus Parkinson zu vegetativen Veränderungen, die sich im „SALBEN-GESICHT" bemerkbar machen.
- Auch psychisch sind die Patienten aspontan, die **DENKABLÄUFE** sind genauso wie die Muskeltätigkeiten verlangsamt und schwerfällig. Die Patienten vernachlässigen sich; auf den ersten Blick kann der Morbus Parkinson aussehen wie eine **DEMENZ** (*ist aber keine!*).

🌀 Es kommt zu **DEPRESSIONEN** und **VERSTIMMUNGSZUSTÄNDEN**, die sich besonders während der Nacht bemerkbar machen.

🔆 *Wissen Sie noch die pathophysiologischen Veränderungen?*

Dem **MORBUS PARKINSON** liegt eine **DEGENERATIONEN DER SUBSTANTIA NIGRA** zugrunde; es kommt dadurch zu einem Mangel an **DOPAMIN** im Gehirn.

Ⓐ Die **MULTIPLE SKLEROSE**, die **ENCEPHALOMYELITIS DISSEMINATA** ist eine Erkrankung, die mit herdförmigen Degenerationen der **GLIA- UND HÜLLZELLEN** einhergeht.

Auf Grund der Zerstörung der Gliazellen ist das Gleichgewicht der Ionen, die für die Leitung im Nerven verantwortlich sind, gestört. Die Weiterleitung von Impulsen ist an dieser Stelle unterbrochen, obwohl der eigentliche Nerv anatomisch noch intakt sein kann. Diese Entmarkungskrankheit kann überall im Nervensystem auftreten (*Großhirn, Hirnstamm, Rückenmark, periphere Nerven*) und somit eine Vielzahl von unterschiedlichen Symptomen hervorrufen.

Prädilektionsstellen der Multiplen Sklerose sind jedoch

- der **NERVUS OPTICUS**,
- der **HIRNSTAMM** im Bereich der Brücke, sowie
- die Hinterstränge des **RÜCKENMARKS**.

☞ Als charakteristische Verdachtsymptome der Multiplen Sklerose gelten:

- die **RETROBULBÄRNEURITIS**, bei der der Patient wie durch eine Milchglasscheibe sieht,

- **KLEINHIRNSYMPTOME**
  - Nystagmus,
  - Intensionstremor
  - breitbeiniger Gang,
  - skandierende Sprache

- sowie eine **ABSCHWÄCHUNG DER BAUCHHAUTREFLEXE**.

☞ Eine Multiple Sklerose kann jedoch viele neurologische Symptome aufweisen; charakteristisch ist aber

- das Nebeneinander von **SPASTISCHEN** und **SCHLAFFEN LÄHMUNGEN**.

Ⓑ   Beim **APOPLEX** kommt es zu einer Halbseitensymptomatik.

Bei einer Schädigung der **RECHTEN HEMISPHÄRE** des Gehirns ist eine Spastik der **LINKEN KÖRPERSEITE** zu erwarten.

Der Patient wird auf der spastischen Seite den Am gebeugt und das Bein gestreckt halten. Daraus resultiert ein Gang, bei dem das Beim in einer Kreisbewegung vor den Körper geführt wird.

☞ Die starre Mimik tritt beim Apoplektiker nicht auf.


Ⓒ   Ein **EPILEPTISCHER RESIDUALZUSTAND** macht sich in einer **WESENSÄNDERUNG** bemerkbar. Die Patienten werden

- umständlich,
- weitschweifig,
- gereizt,
- rechthaberisch;
  ☞ sie weisen jedoch keine deutlichen neurologischen Störungen auf.

📖 **siehe Frage # 6**


Ⓔ   Eine **KLEINHIRNFUNKTIONSSTÖRUNG** macht sich durch die **CHARCOT'SCHE TRIAS** bemerkbar:

- Intensionstremor,
- Nystagmus,
- skandierende Sprache.

Bei der Kleinhirnfunktionsstörung ist die Stütz-und Haltemotorik betroffen; der Patient kann nicht mehr gerade laufen, stehen, oder in schlimmen Fällen nicht einmal mehr sitzen.

*Wissen Sie noch?*

Diese Koordinationsstörung nennt man **ATAXIE**.

Sie wird getestet durch den **FINGER-NASE-VERSUCH**. (*Der Patient soll sich an die eigene Nase fassen.*)

Eine weitere Untersuchungsmöglichkeit der Koordination ist die **DIADOCHOKINESE**: man forderte den Patienten auf, schnell hintereinander antagonistische Bewegungen durchzuführen, zum Beispiel abwechselndes Trommeln mit den Fingern auf den Tisch, oder einen schnellen Wechsel von Pronation und Supination der Hände.

Bei einer Kleinhirnfunktionsstörung müssen diese Bewegungen konzentriert und damit langsam durchgeführt werden; man nennt das **DYSDIADOCHOKINESE**.

**11) Welche Aussage/n ist/sind richtig?**

Bei einem epileptischen Anfall ...

**a)** muß man in jedem Fall sofort den Notarzt rufen.

**b)** entfernt man schnell alle Gegenstände, an denen sich der Patient verletzen könnte.

**c)** bleibt man dabei, bis der Anfall vorüber ist.

**d)** kann eine Gabe von Sauerstoff indiziert sein.

**e)** gibt man dem Patienten am besten etwas Kühles, Glucosehaltiges zu trinken.

**f)** fixiert man den Patienten, um der Verletzungsgefahr vorzubeugen.


**A)** Alle Aussagen sind richtig.

**B)** Nur Aussagen a, b, c und f sind richtig.

**C)** Nur Aussagen a, b, d und e sind richtig.

**D)** Nur Aussagen c und f sind richtig.

**E)** Nur Aussagen b, c und d sind richtig.

## Antwort:

[**✗**] Lösung Ⓔ

ⓐ Ein epileptischer Anfall ist sicherlich ein **NOTFALL**.

Wenn Sie jedoch einen Patienten behandeln, bei dem die Diagnose „Epilepsie" schon altbekannt ist, müssen sie nicht sofort in Panik geraten.

☞ Den **NOTARZT** rufen Sie, wenn es sich um einen **STATUS EPILEPTICUS** handelt, das heißt wenn sich mindestens drei große generalisierte Krampfanfälle in Abständen von einigen Minuten ereignen. In diesem Fall bleibt zwischen den Anfällen eine **BEWUSSTLOSIGKEIT** bestehen.

▽ Ein solcher **Status epilepticus** ist immer **LEBENSBEDROHLICH!!**

Wenn die Patienten zwischen mehreren Anfällen das Bewußtsein wieder erlangen, spricht man von einer **ANFALLSSERIE**. Ein Patient, der eine ganze Serie von Anfällen erleidet, muß natürlich auch auf schnellstem Wege ins Krankenhaus; wir müssen aber hier den Notarzt nicht bemühen.

ⓑ Beim **EPILEPTISCHEN ANFALL** kommt es häufig zu schwereren **VERLETZUNGEN**.
Als sinnvollste und erste Notfallmaßnahme räumen Sie deshalb alle Gegenstände weg, an denen sich der Patient verletzen könnte.

☞ *Wenn es möglich ist, und Sie Ihre eigene Sicherheit damit nicht gefährden, schieben Sie dem Patienten ein Kissen unter den Kopf und einen Gummikeil zwischen die Zähne.*

ⓒ Ein epileptischer Anfall dauert in der Regel nur wenige Minuten.
Es ist sinnvoll, während der Zeit beim Patienten zu bleiben, und sei es auch nur deswegen, daß man schnell genug gefährliche Gegenstände wegräumen kann.

(d)  Eine **SAUERSTOFFGABE**, sofern Ihre Praxis darauf eingerichtet ist, kann sinnvoll sein.

Beim epileptischen Anfall kommt es zu einer Unterversorgung des Hirngewebes. Die generalisierte Erregungsausbreitung in der Großhirnrinde erzeugt einen Ganzkörper-Muskelkrampf. Man bezeichnet dies als

● das **TONISCHE STADIUM**.

➡ In diesem Stadium verkrampfen sich alle Körpermuskeln und die Patienten stürzen manchmal steif wie ein Brett zu Boden.

➡ Die verkrampften Muskeln komprimieren auch die Arterien, die für die Gehirn-Durchblutung verantwortlich sind.

➡ Dadurch, und durch den vermehrten Stoffwechsel der Nervenzellen kommt es zu einer **HYPOXIDOSE** des Gehirnes - die Nervenzellen können nicht mehr feuern, und die Muskeln des Körpers **ENTSPANNEN** sich wieder.

➡ Jetzt ist die Durchblutung des Gehirnes wieder normal; und die Nervenzellen machen dort weiter wo sie vor ein paar Sekunden aufgelöst haben:

➡ es resultiert **WIEDER** ein allgemeiner **KRAMPF**.

Dieser Wechsel zwischen Spannung und Entspannung führt zu dem **KLONISCHEN STADIUM**.

*Sie ersehen daraus, daß bei einem epileptischen Anfall durchaus Nervenzellen irreversibel zerstört werden können. Durch eine Sauerstoffgabe kann diese Degenerationen von Nervenzellen eingedämmt werden.*

ⓔ *DAS WAR WOHL NICHTS.*

▽ Einem Bewußtlosen kann man doch nichts zu trinken geben; auch wenn das Getränk noch so fein ist! Ein Bewußtloser hat bis zum Beweis des Gegenteils mangelhaft funktionierende **SCHLUCKREFLEXE** und man riskiert, daß Flüssigkeit, Erbrochenes, oder Sonstiges in der Lunge landet (*Aspirationspneumonie!*).

ⓕ *Versuchen Sie doch, im Krankenhaus eine Praktikumsstelle zu bekommen.*

Ein Patient im epileptischen Anfall aktiviert maximale Muskelkräfte; man kann solche Patienten überhaupt nicht fixieren.

🐾 **Denken Sie daran, dass im epileptischen Anfall alle Nervenzellen mit ungebremster, maximaler Kraft feuern, und der Patient sowohl sich, als auch Umstehende schwer verletzen kann.**

12) Welche Aussage/n ist/sind richtig?

Ein erhöhter Schädelinnendruck kann sich durch folgende Symptome bemerkbar machen:

**a)**   verengte Pupillen
**b)**   Tachykardie
**c)**   Bradykardie mit erhöhter Blutdruckamplitude
**d)**   Übelkeit und Erbrechen
**e)**   Fallhand.


**A)**   Alle Aussagen sind richtig.
**B)**   Nur Aussagen a, b, c und d sind richtig.
**C)**   Nur Aussagen a, d und e sind richtig.
**D)**   Nur Aussagen c und d sind richtig.
**E)**   Nur Aussagen b, c und e sind richtig.

**Antwort:**

[**✗**] Lösung Ⓑ

Ein **ERHÖHTER SCHÄDELINNENDRUCK** kann beispielsweise bei einem **HIRNTUMOR** auftreten. Ein erhöhter Schädelinnendruck kann

> ① die Hirnnerven,
>
> ② das Hirngewebe selbst **komprimieren**.

ⓐ Bei dem Symptom der **KOMPRESSION DER HIRNNERVEN** ist in erster Linie der **NERVUS OCULOMOTORIUS** (*III. Hirnnerv*) betroffen, da er diesbezüglich einen etwas ungünstigen Verlauf auf der Schädelbasis hat.
Bei einer Kompression des Nervus oculomotorius kommt es zu einer **REIZUNG** seiner Fasern. Da der Nervus oculomotorius auch **PARASYMPATHISCHE FASERN** enthält, macht sich dieses durch eine **VERENGUNG DER PUPILLEN** bemerkbar.

🔆 Erst bei einer **ZERSTÖRUNG** des III. Hirnnerven (*bei sehr starkem Hirndruck, oder präfinal*) kommt es zu **WEITEN, LICHTSTARREN PUPILLEN**.

Das **KREISLAUFZENTRUM** liegt in der medulla oblongata im Hirnstamm.
Bei Hirntumoren, die sich in der hinteren Schädelgrube befinden, kann das Kreislaufzentrum mit geschädigt sein. Es kann zu

ⓑ                    ● **TACHYKARDEN ANFÄLLEN** kommen, die sich mit einer
ⓒ                    ● **BRADYKARDIE** und verändertem **BLUTDRUCK**verhalten abwechseln.

🔆 *Prognostisch ist das wirklich kein sehr gutes Zeichen.*

ⓓ   **ÜBELKEIT** und **ERBRECHEN** sind eigentlich die Kardinalsymptome der meningeale Reizung.

Das Erbrechen kann auch als **MORGENDLICHES ERBRECHEN** ohne Übelkeit auftreten. Bei einer

> 🐱 **MENINGITIS**, ebenso wie bei einem
> 🐱 **HIRNTUMOR** oder bei einer einfachen
> 🐱 **COMMOTIO CEREBRI** kommt es zu solchen meningealen Reizzeichen.

☞ Wenn die Übelkeit und das Erbrechen medikamentös nicht zu beeinflussen sind, kann auch eine **KLEIN-HIRN-FUNKTIONSTÖRUNG** in Betracht gezogen werden.

➠ *Meningeal bedingte Übelkeit und Erbrechen sind in der Regel mit Medikamenten erträglich zu machen.*

☞ Weitere Symptome eines erhöhten Schädelinnendruck sind:

- dumpfer, drückender **KOPFSCHMERZ**, der sich beim Bücken, Pressen etc. verstärkt,
- **EPILEPTISCHE ANFÄLLE**, besonders wenn sie jenseits des 25. Lebensjahres auftreten,
- die **STAUUNGSPAPILLE**,
- **VERHALTENSÄNDERUNGEN**, die mit einem Antriebs- und Affektverlust einhergehen.

☞   Bedenken Sie bitte: die Symptome des erhöhten Schädelinnendrucks sind bei **KINDERN** nicht so stark ausgeprägt, da die Schädelnähte noch nicht verknöchert sind.

☞ Oft ist eine **VERHALTENSÄNDERUNG** das früheste Symptom bei einem kindlichen Hirntumor.

Es kann zu einer deutlichen Vergrößerung des Kopfumfanges kommen.

**SPÄTSYMPTOME** des erhöhten Hirndruck sind im wesentlichen Symptome der **HIRNSTAMM-EINKLEMMUNG**:

- die, zunächst engen Pupillen werden **WEIT** und **LICHTSTARR**,
- die **AUGENMOTORIK** wird ungerichtet; das heißt die Patienten können nicht mehr fixieren,
- die **ATMUNG** wird unregelmäßig,
- der **BLUTDRUCK** schwankt und sinkt schließlich ab,
- der Patient wird zunehmend **BEWUSSTLOS**.

Eine drohende Einklemmung des Hirnstamm fängt an mit

- Mißempfindungen an den Armen (*Hinterstrang - Fasciculus cuneatus* )

📖 **siehe AMTSARZTFRAGEN NERVENSYSTEM VORKLINIK.**

ⓔ   Die **FALLHAND** gehört hier gar nicht hin.

Die Fallhand ist ein Zeichen der mittleren **RADIALISLÄHMUNG,** die außerdem mit einem Verlust des **RADIUSPERIOSTREFLEXES** einhergeht.

**13) Welche Aussage ist richtig?**

Durch Druck von außen kommt es an folgender Stelle leicht zu einer Nervenläsion:

A)    Kreuzbein
B)    Unterarmmitte
C)    distaler Oberschenkel
D)    Wadenbeinköpfchen
E)    über dem Beckenkamm

## Antwort:

**[✗]** Lösung ⓓ

*Wohl dem, der seine Anatomie gelernt hat!*

Um durch Druck von außen zu einer Nervenschädigung zu gelangen, muß man eine Stelle am Körper suchen, bei der die Nerven relativ **OBERFLÄCHLICH** liegen, und am besten noch direkt an einem **KNOCHEN** vorbeilaufen.

▼ Praktische Bedeutung haben diese Stellen dadurch, daß man an diesen Stellen einen **GIPS** ganz besonders gut abpolstern muß; man riskiert sonst irreversible Schäden.

Ⓐ Das **KREUZBEIN** ist zwar ein kräftiger Knochen, es gibt hier jedoch keine Nerven, die sehr oberflächlich laufen.

● Die großen Nerven des Plexus sacralis sind die Ventraläste der Spinalnerven und verlaufen unterhalb des Knochen (*ventral*).

● Die Rami dorsalis sind zu klein, als daß sie durch Druck gezielt geschädigt werden könnten.

Ⓑ Auch der **UNTERARM** ist fast allseits von Muskeln umgeben.

● Tief zwischen den Muskellogen läuft ulnar der **NERVUS ULNARIS**, medial der **NERVUS MEDIANUS**. Sie sind aber so geschützt, daß sie hier nicht von außen geschädigt werden können.

● Der **NERVUS RADIALIS** hat seinen Hauptstamm in Höhe des Oberarms. Die Äste, die sich am Unterarm noch finden, sind nur sehr dünn, und damit nicht sehr anfällig für Schädigungen. Der Nervus radialis kann in seinem Verlauf am **OBERARMKNOCHEN** geschädigt werden.

📖 **siehe Frage # 9**

Ⓒ   Am distalen **OBERSCHENKEL** finden wir auf der Rückseite den **NERVUS ISCHIADICUS**. Er ist jedoch auch gut in seinen Muskellogen aufgehoben.

Auf der Vorderseite des Oberschenkels sind nur kleine Äste des Nervus femoralis nachzuweisen; der Oberschenkel ist muskulär gut gepolstert, so daß kaum Gefahr besteht, daß Nerven gegen Knochen gedrückt werden.

Ⓓ   Anders ist es jedoch am proximalen **UNTERSCHENKEL**, in Höhe des **WADENBEINKÖPFCHENS**. Hier verläuft der **NERVUS PERONÄUS**, der einen Ast des Nervus ischiadicus darstellt.

Der Nerv biegt um das Wadenbeinköpfchen herum und innerviert die Strecker der Zehen, die an der Vorderseite des Unterschenkels zu finden sind.

🐾 Dieser Nerv kann sehr wohl bei der konservativen Behandlung einer Unterschenkelfraktur geschädigt werden.

☞ Es resultiert eine Lähmung der Zehen- und Fußheber.

Ⓔ   Über dem **BECKENKAMM** verlaufen eigentlich gar keine große Nerven. Deshalb kommt es hier auch nicht zu dramatischen Schädigungen durch Druck von außen.

**14) Welche Aussage/n ist/sind richtig?**

Ursache eines Schlaganfalls kann sein:

**a)**     Hirnblutung
**b)**     Thrombose eines Hirngefäßes
**c)**     Embolie eines Hirngefäßes
**d)**     Entzündungen mehrerer Nerven (*Polyneuropathie*)
**e)**     Entzündungen im Rückenmark
**f)**     Tumor in Rückenmark.

**A)**     Nur Aussagen a, c und d sind richtig.
**B)**     Nur Aussagen a, b, c und f sind richtig.
**C)**     Nur Aussagen a, b und c sind richtig.
**D)**     Nur Aussagen d, e und f sind richtig.
**E)**     Nur Aussagen b und f sind richtig.

## Antwort:

☒ Lösung ©

☼ Unter einem **SCHLAGANFALL**, oder einem **CEREBRALEN INSULT**, versteht man eine **UMSCHRIE-BENE DURCHBLUTUNGSSTÖRUNG DES GEHIRNES**. In

85%         der Fälle handelt es sich um eine
            ⠶⠶▶ Mangeldurchblutung (*ISCHÄMIE*), in

15%         der Fälle handelt es sich um eine
            ⠶⠶▶ **MASSENBLUTUNG**.

ⓐ Die **HIRNBLUTUNG** entsteht bei der Ruptur arterieller Mikro-Aneurysmata beim **HYPERTONUS**.

⠶⠶▶ Besonders gefährlich wird es, wenn zusätzlich **GERINNUNGSSTÖRUNGEN** hinzukommen beispielsweise bei der Einnahme von Cumarinderivaten (*Marcumar*) nach einem Herzinfarkt.

⠶⠶▶ Die Hirnblutung, oder **RHEXISBLUTUNG** ist deshalb so gefährlich, weil sich sofort um die Blutung ein **ÖDEM** ausbreitet. Da die Schädelkapsel nicht nach gibt, kommt es immer zu Hirnkompressionssymptomen.

⠶⠶▶ Ein Einbruch der Blutungen in das **VENTRIKELSYSTEM** endet praktisch immer letal, beziehungsweise mit einer ausgeprägten Defektheilung.

☞ Klinische Kennzeichen der Hirnblutung sind plötzlich einsetzende, rasende **KOPFSCHMERZEN**, die schnell zu einer **BEWUSSTLOSIGKEIT** führen.
Die Patienten weisen während dieser Bewußtlosigkeit **HERDSYMPTOME** (*Reflexdifferenzen*) und eine ausgeprägte **NACKENSTEIFIGKEIT** auf.

ⓑ Die **THROMBOSE** eines Hirngefäßes führt zu einer **ISCHÄMIE**.
Thrombosen haben ihre Ursache oft in **ARTERIOSKLEROTISCHEN HERDEN**.

*Wissen Sie noch die Risikofaktoren für die ARTERIOSKLEROSE?*

● **HYPERTONUS**,
● **HYPERCHOLESTERINÄMIE**,
● **DIABETES**,
● **RAUCHEN**, *etc.*

📖 siehe AMTSARZTFRAGEN HERZ/KREISLAUF KLINIK.

Die Symptome einer Thrombose entwickeln sich in der Regel **LANGSAMER**, im Idealfall über einige Stunden hinweg zunehmend.
Es kommt hier pathophysiologisch, zusätzlich zu der Gefäßwandveränderung, zu einem **SPASMUS** der Gefäße eben an dieser arteriosklerotisch veränderten Stelle.

Das klinische Kennzeichen einer Ischämie ist daher die **LANGSAM** zunehmende Entwicklung von **HERDSYMPTOMEN**

- Sprachstörungen,
- Muskelschwächen,
- Spastik,
- Sensibilitätsstörungen.

Normalerweise ist es immer noch möglich, den Patienten rechtzeitig genug in eine Klinik zu bringen.

Auch bei der **ISCHÄMIE** entwickelt sich um den infarzierten Bereich ein starkes **ÖDEM**. Da bei sachgerechter Behandlung dieses Ödem jedoch relativ rasch zurückgeht, ist auch mit einer deutlichen Besserung der Symptomatik nach Behandlungsbeginn zu rechnen.

Die klinischen Symptome einer Ischämie sind also:

⇒ zunehmende Herdsymptome, aber
⇒ ohne Bewußtlosigkeit.

© Wenn man eine von einer **EMBOLIE** spricht, stellt sich immer sofort die Frage, woher der Embolus kommt.

*Na, sind Sie prüfungsfit? Wissen sie, woher arterielle Embolien ihren Ausgang nehmen können?*

Es gibt zwei Möglichkeiten:

- entweder es handelt sich um einen Embolus, der auf einem **ARTERIOSKLEROTISCHEN PLAQUE** entstanden ist,
- oder es handelt sich um ein Zeichen eines Blutstaus im **LINKEN VORHOF**
    - Vorhofflimmern,
    - Mitralstenose,
    - Mitralinsuffizienz.

📖 siehe AMTSARZTFRAGEN HERZ/KREISLAUF KLINIK

Eine Embolie führt ebenfalls zu einer Ischämie, wobei sich hier die klinischen Symptome aber **SCHNELLER** entwickeln. Normalerweise tritt aber auch hier keine Bewußtlosigkeit auf.

Alle Ischämien kündigen sich oft vorher an durch die sogenannten TRANSITORISCH ISCHÄMISCHEN ATTACKEN,

- die TIA'S.

☞ TIA's sind kleine, reversible Durchblutungsstörung eines umschriebenen Hirnareals; die klinischen Symptome bilden sich ohne weiteres Zutun innerhalb von 24 Stunden spontan wieder zurück.

ⓓ Eine **POLYNEUROPATHIE**, eine Entzündung von mehreren Nerven, führt **NICHT** zu einer Durchblutungsstörung mit neurologischen Ausfallserscheinungen.

Wenn Sie ein Beispiel für eine Polyneuropathie brauchen, erinnern sie sich an die handschuh- und strumpfförmigen Parästhesien beim **DIABETES**.

📖 siehe AMTSARZTFRAGEN STOFFWECHSEL

Unter einer Polyneuropathie versteht man lediglich die Schädigung von mehreren **PERIPHEREN NERVEN** gleichzeitig.

ⓔ Eine **ENTZÜNDUNG DES RÜCKENMARKS** tritt zum Beispiel auf bei einer Encephalomyelitis durch Flaviviren (**FSME**).

Die Patienten weisen Parästhesien und Muskelstörungen auf, die Entzündung führt jedoch ebenfalls nicht zu Durchblutungsstörung.

ⓕ Auch ein **TUMOR** im Rückenmark verändert nicht die Durchblutung des Gehirnes.

☞ Klinisch macht sich ein Tumor im Rückenmark durch mehr oder weniger ausgeprägte

- **QUERSCHNITTSSYMPTOMATIK**, oder durch
- Liquorzirkulationsstörungen bemerkbar.

**15) Welche Aussage/n ist/sind richtig?**

Folgende Symptome treten bei einer Hirndrucksteigerung bei Hirntumoren nicht auf:

a) Hämaturie
b) Erbrechen
c) Liquorausfluß aus den Ohren
d) Krampfanfälle
e) Ösophagusvarizenblutung
f) Pulsveränderungen
g) Nackensteifigkeit
h) Atemstörungen
i) Kopfschmerzen
j) zunehmende Bewußtseinstrübung
k) Darmlähmung

A) Alle Aussagen sind richtig.
B) Nur Aussagen a, b, c, d, j und k sind richtig.
C) Nur Aussagen b, c, d g und h sind richtig.
D) Nur Aussagen a, c, e und k sind richtig.
E) Nur Aussagen c, d, e, g, i und j sind richtig.

## Antwort:

| **✗** | Lösung Ⓓ

*Nun, haben sie die Frage auch richtig gelesen? Es wurde gefragt, welche Symptome bei einer Hirndruck-steigerung NICHT auftreten!*

Eine **HIRNDRUCKSTEIGERUNG** kann sich prinzipiell durch zwei Symptomenkomplexe bemerkbar machen:

     ① die **MENINGEALE REIZERSCHEINUNGEN**
     ② die **HIRNKOMPRESSIONSSYMPTOME**.

Zu den klassischen **MENINGEALEN REIZSYMPTOMEN** gehören:

ⓑ
ⓖ
ⓘ

- **ERBRECHEN** und **ÜBELKEIT**, so wie
- **NACKENSTEIFIGKEIT** und
- drückende, bohrende **KOPFSCHMERZEN**, die sich beim Pressen, Bücken, Auf-richten aus der Hocke verstärken.

Wenn der Tumor zu **KOMPRESSIONSYNDROMEN** führt, können, bei Schädigungen der Großhirn-rinde

ⓓ
ⓙ

- **KRAMPFANFÄLLE**, als unspezifischen Zeichen einer Störung der Rindenzellen,
- zunehmender **BEWUSSTSEINSVERLUST** als ebenfalls unspezifisches Zeichen, und natürlich auch
- **HERDSYMPTOME**, wie

       ● Sprachstörungen,
       ● Lähmungen,
       ● Gedächtnisstörungen,
       ● Sehstörungen etc. resultieren.

Kompressionsyndrome des **HIRNSTAMMS** (*Hirnstammeinklemmung*) sind:

(h)
- weite, lichtstarren Pupillen,
- Störungen der Augenmotorik,
- unregelmäßige Atmung,
- Blutdruckabfall,

(f)
- Pulsunregelmäßigkeiten (*Kreislaufzentrum in der medulla oblongata!*), sowie eine
- Blindheit, die durch die Einklemmung der Arteria cerebri posterior verursacht ist.

*Die Prognose ist jetzt natürlich nicht mehr allzu gut.*

(a) Eine **HÄMATURIE**, also Blut im Urin, weist auf eine Veränderung der **NIERE** oder/und der **ABLEI-TENDEN HARNWEGE** hin.
*Wenn man Genaueres wissen will, kann man die 3-Gläser-Probe machen ...*
📖 siehe **AMTSARZTFRAGEN NIERE**

(c) Ein **LIQUORAUSFLUSS** aus den Ohren ist ein Zeichen eines **SCHÄDELBASISBRUCHS**. Liquor ist eine wasserklare, glucosehaltige Flüssigkeit, die bei einem Querbruch des Felsenbeins aus dem Ohr ausfließen kann, oder bei einem Bruch der vorderen Schädelgrube aus der Nase.
Natürlich ist ein Liquorausfluß immer eine sofortige Indikation, den Patienten ins Krankenhaus zu schikken.
Es besteht die Gefahr, daß Keime aus den Ohren oder aus der Nase aufwandern, und eine **MENINGITIS** oder **MENINGOENCEPHALITIS** verursachten.

ⓔ Eine **ÖSOPHAGUSVARIZENBLUTUNG** weist auf einen **PORTALEN HOCHDRUCK** hin. Das Blut aus dem Darm kann hier nicht mehr durch die Leber und über die Lebervenen dem Kreislauf zugeführt werden.

● Eine Ösophagusvarizenblutung kann zum Beispiel bei fortgeschrittener **LEBERZIRRHOSE** auftreten; der Patient erbricht bei einer starken Blutung im Schwall hellrotes, nicht schaumiges Blut.

● Bei kleinen Blutungen kann das Blut erst in den Magen laufen, und erst dann erbrochen werden (***KAFFEESATZARTIGES ERBRECHEN***).

● Wenn das Blut nicht erbrochen wird, sondern den natürlichen Weg alles Irdischen nimmt, kann es als **TEERSTUHL** erscheinen.

📖 siehe **AMTSARZTFRAGEN VERDAUUNGSORGANE KLINIK**

ⓚ Eine **DARMLÄHMUNG** (*Ileus*) kann entweder durch eine Reizung des vegetativen Nervensystem entstehen (*paralytischer Ileus bei Nierensteinkolik, zum Beispiel*) oder bei einem lang bestehenden mechanischen Ileus (*nach einigen Stunden!*).

🔆 Der paralytische Ileus ist gekennzeichnet durch die auskultatorische **TOTENSTILLE** des Abdomens und stellt immer einen absoluten Notfall dar.

16) **Beurteilen Sie beide Aussagen und die Verknüpfung:**

Eine Epilepsie kann nach einer Encephalitis auftreten,

**weil**

eine Epilepsie als ein Zeichen einer unspezifischen Störung von Gehirnzellen aufgefaßt werden kann.

A)    Beide Aussagen und die Verknüpfung sind richtig.
B)    Beide Aussagen sind richtig.
C)    Nur die erste Aussage ist richtig.
D)    Nur die zweite Aussage ist richtig.
E)    Keine Aussage ist richtig.

**Antwort:**

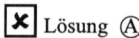 Lösung Ⓐ

Zu einem **EPILEPTISCHEN ANFALL** kommt es, wenn

① eine **PATHOLOGISCHE ERREGUNG** von Nervenzellgruppen vorliegt, und

② eine **FEHLENDE ERREGUNGSBEGRENZUNG**, also eine abnorme Synchro-nisation der Nervenzellaktivität zu finden ist.

Die epileptischen Erregung breitet sich auf die gesamte Hirnrinde (*und eventuell auch den Subkortex*) aus.

☼ Alle Ereignisse, die zu einer **STOFFWECHSELVERÄNDERUNG** und damit zu einer partiellen Depo-larisation von Nervenzellen führen, können eine **EPILEPSIE** auslösen; das Symptom „Epilepsie" weist daher nicht darauf hin, **WELCHER ART** die zugrundeliegenden Störungen sind.

Man bezeichnet deshalb die Epilepsie als *„unspezifisches Zeichen einer Störung von Nervenzellen der Hirnrinde".*

Eine Epilepsie gibt immer nur Hinweise darauf, **dass** der Stoffwechsel der Nervenzellen verändert ist. Es kann

- ein Zuvil oder ein Zuwenig an **WASSER** in der Zelle vorliegen (*Hyper-oder Hypo-hydratation*), es kann
- ein **GLUCOSEMANGEL**,
- eine Veränderung im **SÄURE-BASEN-HAUSHALT** vorliegen oder es kann
- **PRÄMENSTRUELL**, unter den Einwirkungen der Hormone, vermehrt zu einer Wasseransammlung auch im Gehirn kommen.

☞ Wenn ein Patient eine „*gute Ausrede*" hat, spricht man von **GELEGENHEITSKRÄMPFEN**:

- hyperglykämisches Koma,
- urämisches Koma,
- Hirntumoren,
- Encephalitis,
- Gefäßmißbildungen, oder
- Störungen, die im Verlauf der Geburt aufgetreten sind, und die zu einem Hirnschaden geführt haben.

☞ Bei ca. 10% der Menschen besteht von vorne herein eine **ERHÖHTE KRAMPFBEREITSCHAFT**. Bei diesen Menschen reicht als auslösender Faktor für einen epileptischen Kampf

- Fieber,
- Alkoholrausch,
- Alkoholentzugsdelir,
- Schlafentzug,
- excessive körperliche Anstrengung,
- übermäßige Trinkmenge, oder
- Psychopharmakamedikation.

**17) Welche Aussage ist falsch?**

Ursache für eine Benommenheit/Bewußtlosigkeit kann sein:

A)      Hirntumor
B)      starker Blutverlust
C)      petit-Mal-Anfall
D)      Kleinhirnfunktionsstörung bei Multipler Sklerose
E)      Massenblutung

## Antwort:

**☒** Lösung Ⓓ

☼ Neurologisch entsteht eine **BEWUSSTSEINSTRÜBUNG** immer dann, wenn **ZELLEN DER GROSS-HIRNRINDE** nicht richtig funktionieren.

*Jetzt brauchen wir nur noch überlegen, bei welchen Erkrankungen die Großhirnrinde betroffen ist:*

Ⓐ Der **HIRNTUMOR** kann auf manigfaltige Weise die Zellfunktionen des Großhirns lahmlegen.
Um jeden Tumor herum bildet sich ein **ÖDEM**; dieses Ödem kann dazu führen, daß die Hirnrinde gegen den Schädelknochen gedrückt wird. Der Patient hat Kopfschmerzen und eine zunehmende Schläfrigkeit bis hin zum Koma.

Ⓑ Bei einem starken **BLUTVERLUST** kann, bei arteriosklerotisch **VORGESCHÄDIGTEN GEFÄSSEN**, die Gehirndurchblutung ebenfalls drastisch abnehmen.

*Bei **NORMAL FUNKTIONIERENDEN GEFÄSSEN** kommt es bei einem Blutverlust von 500 ml oder mehr zur **SCHOCKSYMPTOMATIK**, bei der die Organe Herz, Lunge, Gehirn noch ausreichend durchblutet werden.*
📖 **siehe Amtsarztfragen HERZ/KREISLAUF KLINIK**

*Bei einer **ARTERIOSKLEROSE**, oder bei rigiden Gefäßen, die mit eingeengtem Lumen der Arterien einhergehen, kann ein Blutdruckabfall sich jedoch in einer **BEWUSSTSEINSTRÜBUNG** äußern.*
▽ *Es ist durchaus möglich, daß ein langjähriger Hypertoniker mit Arteriosklerose der Gehirngefäße auf einen drastischen Abfall des Blutdrucks mit neurologischen Syndromen reagiert - deshalb also Vorsicht mit **ADERLÄSSEN** bei älteren Menschen!*

Ⓒ   Ein **PETIT-MAL-ANFALL** ist ein kleiner epileptischer Anfall.

Klein bedeutet hier, daß er vornehmlich bei **KINDERN** auftritt; die klinische Ausgestaltung der Epilepsie ist von der Reife des Gehirnes abhängig. Zu den Petit-Mal-Anfällen gehören die

- **BLITZ-NICK-SALAAM-KRÄMPFE**, die vornehmlich im Säuglingsalter auftreten. Die
- **MYOKLONISCH-ASTATISCHEN ANFÄLLE** haben ihr Ausprägungsmaximum um das 4. Lebensjahr. Die
- **PYKNOLEPSIE** tritt im Schulalter auf, das
- **IMPULSIV-PETIT-MAL** tritt im Jugendalter auf.

Die kleinen epileptischen Anfälle können **AUSHEILEN** oder in einen Anfallstypus vom **GRAND-MAL** übergehen.

Jeder epileptische Anfall, egal welcher Ausprägung, geht mit einer **BEWUSSTSEINSTRÜBUNG** einher.

Die Bewußtseinstrübung ist beim Grand-Mal-Anfall am ausgeprägtesten; bei den Petit-Mal-Anfällen und bei den Herd-Anfällen (*partiellen Anfällen*) ist sie weniger ausgeprägt.

*Da sie aber wissen, daß eine Epilepsie sich in der Großhirn**rinde** abspielt, und die Großhirnrinde Sitz unseres **Bewusstseins** ist, gehen alle Epilepsien mit einer mehr oder weniger ausgeprägten Benommenheit einher.*

Ⓔ   Die **MASSENBLUTUNG** entsteht auf dem Boden eines **HYPERTONUS**. Bei der Massenblutung zerreißen Gefäße und es kommt zum massiven Blutaustritt in die Schädelkapsel. Durch das Blut und die folgende Ödembildung werden Rindenzellen gegen das Schädeldach gedrückt und es kommt rasch zum **BEWUSSTSEINSVERLUST**.

📖 siehe Frage # 14

Ⓓ *Wenn man jetzt gewußt hätte, was die Aufgabe des Kleinhirns ist, wäre das Ganze nicht so schwer gewesen.*

☼ Also: die Aufgabe des **KLEINHIRNS** ist die Aufrechterhaltung der **STÜTZ- UND HALTEMOTORIK**. Bei einer Kleinhirnfunktionsstörung kommt es

- zu einer **ATAXIE** (*Koordinationsstörung*),
- zum **NYSTAGMUS** (*Augenmotolitätsstörung*),
- zur **SKANDIERENDEN SPRACHE** (*Koordinationsstörung der Sprachmuskeln*) und zum
- **INTENSIONSTREMOR** (*Störung der Zielmotorik*).

Bei der **MULTIPLEN SKLEROSE** kommt es zu Funktionsstörungen einzelner Gehirn-und Nervenabschnitte. Es entwickelt sich weder ein Tumor noch ein sehr großes Ödem, das sich, falls sich der Herd im Kleinhirn befindet, auf die Großhirnrindenzellen auswirken könnte.

☞ Es tritt also auch keine Bewußtseinstrübung auf!

**18) Welche Aussage/n ist/sind richtig?**

Typische Zeichen beim Morbus Parkinson sind:

**a)**     kleinschrittiger, schlurfender Gang
**b)**     ausfahrende Mitbewegungen der Arme beim Gehen
**c)**     leise, undeutlich Sprache
**d)**     trockene Haut
**e)**     zittrige Schrift
**f)**     vermehrter Speichelfluß
**g)**     Dopaminmangel
**h)**     Hypotonie der Muskulatur


**A)**     Alle Aussagen sind richtig.
**B)**     Nur Aussagen a, b, e und g sind richtig.
**C)**     Nur Aussagen a, c, g und h sind richtig.
**D)**     Nur Aussagen b, c, d und h sind richtig.
**E)**     Nur Aussagen a, c, e, f und g sind richtig.

## Antwort:

**☒** Lösung ⒺE

Der **MORBUS PARKINSON** ist eine Erkrankung, bei der Bewegungen allgemein **GEHEMMT** sind.
※ Pathophysiologisch liegt die Ursache in einer **DEGENERATIONEN DER SUBSTANTIA NIGRA**. Die Substantia nigra hemmt die hemmenden Impulse aus dem Korpus striatum durch eine Ausschüttung von **DOPAMIN**.

ⓖ Beim Parkinsonismus liegt also ein intracerebraler **DOPAMINMANGEL** vor. Man versucht deshalb therapeutisch den Dopamingehalt des Gehirnes zu erhöhen, indem man den Patienten Vorstufen von Dopamin verabreicht, die die Blut-Hirn-Schranke passieren können (*L-Dopa*).

*Jetzt überlegen Sie sich, wie ein Patient mit einer starken Bewegungshemmung aussieht:*

ⓐ Diese **AKINESE** (*motorische Gebundenheit*) macht sich in auf den ersten Blick bereits beim Gangbild bemerkbar. Der Patient kommt schlecht "*in Schwung*" und kann Bewegungen schlecht abbremsen. Der **GANG** wird daher vorsichtig, eher langsam, kleinschrittig und schlurfend, mit steifen Beinen.
ⓑ Die **ARME** werden nicht mitbewegt, sondern starr an den Seiten gehalten.
ⓒ Da auch die Sprachmuskeln betroffen sind, ist die **SPRACHE** langweilig, leise, monoton, stimmlos,
ⓔ die **SCHRIFT** ist klein, unleserlich, und enthält wenig Bögen (*Mikrographie*).

Außer der Akinese kommt es beim Parkinsonismus zum **RIGOR**, dem wächsernen Widerstand der Muskulatur bei Bewegungsänderungen.

ⓗ Der Parkinson-Patient hat also einen sehr **HOHEN MUSKELTONUS**.
☞ Eine **HYPOTONIE** der Muskulatur findet man bei der **CHOREA MAJOR**.

☟ Bei der Untersuchung fällt der Rigor durch das sogenannte „**ZAHNRADPHÄNOMEN**" auf. Das Zahnradphänomen beschreibt ein ruckartiges Nachgeben der Muskulatur bei von außen geführten Bewegungen. Der Rigor ist auch daran schuld, daß die **REFLEXE** beim Parkinsonismus **VERMINDERT** sind.

Das dritte Zeichen im Bunde ist der **TREMOR**: es handelt sich um einen **RUHETREMOR**, der eine Frequenz von ungefähr 5/Sekunde aufweist.

Er ist **DISTAL BETONT**, und kann als Pillendreher-Tremor oder als Ja- oder Nein-Tremor erscheinen.

Bei Intensionsbewegungen läßt er nach und verschwindet beim Einschlafen; während der Tiefschlafphasen kann er wieder auftauchen.

**VEGETATIVE ZEICHEN** beim Parkinsonismus sind

(f)
(d)

- der vermehrte **SPEICHELFLUSS** und
- eine Überfunktion der **TALGDRÜSEN**. Die Überfunktion der Talgdrüsen führt zu dem sogenannten „*SALBENGESICHT*": eine überfettete Gesichtshaut bei stark verminderte Mimik (*Akinese!*).

*Psychische Veränderungen gehören auch zum Parkinsonismus: stellen Sie sich vor, daß Sie bei allen Muskelbewegungen nachdenken müßten und sich auf die einzelnen Bewegungen jeweils stark konzentrieren müßten. Wie würde Ihnen das gefallen? Kein Wunder also, daß die Parkinson-Patienten zu Depressionen, zu Reizbarkeit und zu allgemeinen* **VERSTIMMUNGSZUSTÄNDEN** *neigen.*

**19) Welche Aussage/n ist/sind richtig?**

Bei einer typischen Erkrankung an Multipler Sklerose

**a)**      sind alle Lähmungen spastisch
**b)**      sind die Bauchhautreflexe gesteigert
**c)**      ist das Kleinhirn nur selten betroffen
**d)**      können sich die Symptome spontan zurückbilden
**e)**      sind Sehstörungen oft ein Frühsymptom.


**A)**      Alle Aussagen sind richtig.
**B)**      Nur Aussagen d und e sind richtig.
**C)**      Nur Aussagen a, b und e sind richtig.
**D)**      Nur Aussagen b, c und d sind richtig.
**E)**      Nur Aussagen b, d und e sind richtig.

**Antwort:**

☒ Lösung Ⓑ

☀ Die **MULTIPLE SKLEROSE** ist pathophysiologisch eine **ENCEPHALOMYELITIS DISSEMINATA**: das heißt es handelt sich bei dieser Erkrankung um eine

|          | **ENTZÜNDUNG** | *-itis* |
|----------|----------------|---------|
| die das  | **GEHIRN**     | *Encephalo-* |
| und das  | **RÜCKENMARK** | *-myelon* betrifft. |

Bei der Multiple Sklerose treten die Entzündungsherde **DISSEMINIERT**, d. h. überall (im Nervensystem) verteilt auf.

☞ Die Multiple Sklerose ist eine Krankheit, die in **SCHÜBEN** verläuft.

Bei diesen Entzündungen wird die weiße Substanz entmarkt, es handelt sich also um eine **ZERSTÖRUNG DER HÜLLZELLEN**. Daraus resultieren Leitungsstörungen, die ganz unterschiedliche Symptome hervorrufen können.
Die klinische Symptomatik hängt also von dem **ORT** der Entzündung ab.

ⓐ Deshalb sind auch nicht alle Lähmungen spastisch.

☞ Typisch für die Multiple Sklerose sind **ASYMMETRISCH** verteilte Nervenfunktionsstörungen, die ein buntes Nebeneinander von schlaffen und spastischen Lähmungen aufweisen können.
Bei einem Befall der Neuronen des motorischen Vorderhorns kommt es zu **SCHLAFFEN** Lähmungen, bei Schädigungen im Gehirn und Rückenmark können die Lähmungen **SPASTISCH** werden.

ⓑ Die **BAUCHHAUTREFLEXE** sind **FREMDREFLEXE**

📖 siehe **AMTSARZTFRAGEN NERVENSYSTEM VORKLINIK**

☀ Fremdreflexe laufen über mehrere Etagen, und sind somit ein Test für die **ZUSAMMENARBEIT** von verschiedenen Nervenzellgruppen.

Typisch für die Multiple Sklerose ist, daß eine solche Zusammenarbeit durch kleine Entzündungsherde gestört ist: bei der Multiplen Sklerose erwartet man einen **AUSFALL** oder eine Veränderung der Fremdreflexe.

🧑 Die Bauchhautreflexe sind bei der Multiplen Sklerose asymmetrisch **ABGESCHWÄCHT**.

ⓒ **PRÄDILEKTIONSSTELLEN** für die Multiple Sklerose sind:

- der II. Hirnnerv,
- der Hirnstamm, und
- die Hinterstränge des Rückenmarks.

Da das **KLEINHIRN** zum Hirnstamm gehört, sind Kleinhirnsymptome, wie ein **NYSTAGMUS**, verdächtig auf eine Multiple Sklerose.

ⓓ Die neurologischen Symptome entstehen

① durch die Entmarkung,

② durch das, sich drumrum befindliche Ödem.

🧠 Wenn der Entzündungsschub abgeklungen ist, kommt es relativ rasch zu einer Resorption dieses Ödems: die klinischen Symptome bessern sich eindrucksvoll.

Da ganz kleine Entmarkungsherde durchaus klinisch stumm bleiben können, können sich Symptome bei der Multiplen Sklerose durchaus vollständig wieder zurückbilden.

(e)  Die **AUGENSYMPTOME** der Multiplen Sklerose können entweder als **NEURITIS NERVI OPTICI** auftreten oder als flüchtige **AUGENMUSKELLÄHMUNGEN** mit Doppelbildern.

Die Neuritis nervi optici, oder auch **RETROBULBÄRNEURITIS** kann zum Beispiel nach einer körperlichen Anstrengung auftreten. Der Patient sieht wie durch Milchglas oder wie durch einen Schleier, aber meistens nur auf einem Auge (*asymmetrische Schädigungen!*).

☞  ● Bei der Retrobulbärneuritis ist besonders das **ZENTRALE SEHEN** betroffen, das heißt die Patienten können schlecht fixieren, bzw. lesen.

● Ein anderes Augenzeichen sind die flüchtigen Augenmuskellähmungen, die gerne den **NERVUS ABDUCENS** betreffen. Diese Augenmuskellähmungen gehen **OHNE KOPFSCHMERZEN** einher und sind ebenfalls **NICHT SYMMETRISCH**.

● Von den übrigen Hirnnerven ist gerne der **NERVUS TRIGEMINUS** betroffen: der Patient hat eine **TRIGEMINUSNEURALGIE**, die ja bekanntlich sehr unangenehm ist.

🐂 Alle Symptome können durch körperliche Anstrengung oder durch Temperaturerhöhung ausgelöst werden.
*Eine Abkühlung bessert in der Regel die Symptome.*

Die Diagnose „Multiple Sklerose" muß alleine aus den klinischen Erscheinungen gestellt werden, da es **KEINEN LABORSPEZIFISCHEN PARAMETER** gibt, der typisch für Multiple Sklerose ist.

20) Beurteilen sie beide Aussagen und die Verknüpfung:

Bei einer rechtsseitigen zentralen Facialislähmung kann der Patient die Stirne rechts runzeln,

**weil**

der Nervus facialis auch sensibel die Cornea innerviert.

A)     Beide Aussagen und die Verknüpfung sind richtig.
B)     Beide Aussagen sind richtig.
C)     Nur die erste Aussage ist richtig.
D)     Nur die zweite Aussage ist richtig.
E)     Keine Aussage ist richtig.

**Antwort:**

☒ Lösung ©

Der **NERVUS FACIALIS** innerviert die **MIMISCHE MUSKULATUR**.

Er hat in seinem Verlauf einige Besonderheiten:

☼ Die Nerven für die Muskulatur der Stirne werden von **BEIDEN FACIALISKERNEN** innerviert. Beim Ausfall des einen Kerns des Nervus facialis im Hirnstamm (*bei einem Apoplex, oder bei einer TIA*) wird der Stirn-Ast des Nervs noch von der gesunden Gegenseite mit versorgt. Bei einer zentralen Facialislähmung kann der Patient die Stirne **BEIDSEITS** noch runzeln.

☞ Bei einer Schädigung des Nervs **außerhalb** des Gehirnes (*periphere Facialislähmung*) fallen natürlich alle Muskelfasern aus: der Patient kann auf der geschädigten Seite weder die Stirn runzeln, noch die Backen aufblasen, pfeifen etc.

Der Nervus facialis kann in seinem Verlauf durch das **MITTELOHR** geschädigt werden, bei einer chronischen Otitis media zum Beispiel, oder bei Speicheldrüsenoperationen.
Der Nerv läuft durch die **OHRSPEICHELDRÜSE** hindurch und teilt sich hier in seine Äste auf. Bei einer Operation der Ohrspeicheldrüse kann daher der Nerv geschädigt werden.

Der Nervus facialis führt keine sensiblen Fasern; die **GESICHTSSENSIBILITÄT** wird über den **NERVUS TRIGEMINUS** (*V. Hirnnerv*) geleitet. Auch die **CORNEA** wird sensibel vom Nervus trigeminus innerviert.

**21) Beurteilen sie beiden Aussagen und die Verknüpfung:**

Leitsymptome des Morbus Alzheimer sind Vergeßlichkeit, Orientierungsstörungen, Aphasien,

**weil**

es beim Morbus Alzheimer zu einer Degeneration des Kleinhirns kommt.

A)      Beide Aussagen und die Verknüpfung sind richtig.
B)      Beide Aussagen sind richtig.
C)      Nur die erste Aussage ist richtig.
D)      Nur die zweite Aussage ist richtig.
E)      Keine Aussage ist richtig.

## Antwort:

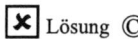 Lösung ©

Der **MORBUS ALZHEIMER** beschreibt eine **DIFFUSE ATROPHIE DER GROSSHIRNRINDE**.

☀ Es kommt beim Morbus Alzheimer zu Ablagerungen von pathologischen Substanzen, die letztlich zu einer Funktionsstörung, besonders der **HIRNRINDE**, führen.

🦟 Die Krankheit beginnt zwischen dem 50. und 60. Lebensjahr und führt innerhalb von einigen Jahren zu einer schweren **DEMENZ**.

☞ Frühsymptome sind

- diffuser Kopfschmerz,
- Schwindelanfälle,
- Leistungsabfall und
- Vergeßlichkeit; die Patienten verlieren den Überblick und sind nicht voll über ihre Person, Ort und Zeit orientiert.

Die **PERSÖNLICHKEITSSTRUKTUR** und die **EMOTIONALITÄT** bleiben, im Gegensatz zur vaskulären Demenz der arteriosklerotischen Encephalopathie, noch lange **ERHALTEN**.

Die Patienten ermüden rasch und zeigen häufig eine ratlos-traurige Verstimmung. Oft fallen die Patienten in kindliche Verhaltensweisen zurück.

Im weiteren Verlauf treten **APHASIEN** auf, die dann meistens zu einer Arbeitsunfähigkeit führen.

(*Unter einer* **APHASIE** *versteht man eine Sprachstörung auf neurologischer Basis.*)

🦟 Der Verlauf der Erkrankung ist **PROGREDIENT**, der Sprachverlust zunehmend und es treten jetzt **REFLEXDIFFERENZEN** auf.

🦟 Im Endstadium sind die Patienten zu keiner Kommunikation mehr fähig; der Tod tritt aufgrund einer Pneumonie oder aufgrund von Infektionen von Dekubitusgeschwüren auf.

🐦 Bisher gibt es noch kein Mittel, den Morbus Alzheimer ursächlich zu begegnen.

Das **KLEINHIRN** ist bei dieser Erkrankung am wenigsten betroffen; der Morbus Alzheimer ist in erster Linie eine Atrophie der Großhirnrinde.

Kleinhirnfunktionsstörung treten gern bei Multipler Sklerose auf, oder bei Hirntumoren.

22) Ordnen Sie zu; es können auch Mehrfachzuordnungen getroffen werden!

**A)**    periphere Lähmung
**B)**    zentrale Lähmung

**1)**    spinale Poliomyelitis
**2)**    Polyneuropathie
**3)**    Multiple Sklerose
**4)**    Spastik
**5)**    Babinski-Reflex positiv

**Antwort:**

| ✗ | Ⓐ | ① ② ③ |
|---|---|---|
| ✗ | Ⓑ | ③ ④ ⑤ |

Bei den **LÄHMUNGEN** (*Paresen*) unterscheidet man, je nach geschädigtem Bezirk,

Ⓐ          ● die **PERIPHEREN LÄHMUNGEN** und
Ⓑ          ○ die **ZENTRALEN LÄHMUNGEN**.

● Bei den **PERIPHEREN LÄHMUNGEN** liegt eine Schädigung des α-**MOTONEURONS** des motorischen Vorderhorns vor.

☼ Da ein Skelettmuskel sich nur dann kontrahiert, wenn er vom dazugehörigen Nerv Impulse bekommt, macht sich dieser Lähmungstyp durch einen fehlenden oder **VERMINDERTEN MUSKELTONUS** bemerkbar.

☞ Der klinische Erscheinungstyp dieser peripheren Lähmungen ist also die **SCHLAFFE LÄHMUNG**.

Zu einem makroskopisch bestimmbaren Muskel (*z. B. M. biceps brachii*) führen immer mehrere Neuronen (*Nervenfasern*).

Ein Neuron und die dazugehörigen Muskelfasern nennt man

➠ **MOTORISCHE EINHEIT.**

☞ Ein Skelettmuskel besteht daher immer aus mehreren motorischen Einheiten. Die klinischen Ausprägung eines Ausfalls von Nervenfasern hängt daher von der Anzahl der betroffenen motorischen Einheiten ab. Bei leichten Schädigungen fällt ein **HERABGESETZTER TONUS** auf, die grobe Kraft läßt nach (*PARESE*).

Wenn der gesamte Muskel nicht mehr innerviert wird, wird er **ATROPHISCH** und man spricht von einer

⇒ **PARALYSE.**

☼ Da alle Reflexe über das α-Motoneuron führen, sind **ALLE REFLEXE** abgeschwächt oder sie fehlen.

Bei einer schlaffen Lähmung zeigt sich eine **VERMINDERUNG DER EIGENREFLEXE** (*Arreflexie eventuell*), sowie eine **VERMINDERUNG DER FREMDREFLEXE**. Pathologische Reflexe können hier also auch nicht auftreten.

(1) Die klassische Schädigung des α-Motoneurons stellt die **POLIOMYELITIS** dar. Die Polioviren vermehren sich selektiv in den Vorderhörnern des Rückenmarks und mit Zerstörung der Neurone.
Im betreffenden Segment läßt sich dann eine schlaffe Parese nachweisen.

(2) **POLYNEUROPATHIEN** sind Erkrankungen, die mehrere, meist benachbarte Nerven an Extremitäten betreffen.
Denken Sie an die Polyneuropathie bei Diabetes! Da hier **PERIPHERE NERVEN** betroffen sind, kommt es auch hier zu **SCHLAFFEN** Lähmungen, die mit einer allgemeinen Verminderung der Reflexe einhergehen.

(3) Wie Sie aus der **Frage # 19** noch wissen, kommt es bei der **MULTIPLEN SKLEROSE** zu disseminierten (*verteilt auftretenden*) Entmarkungsherden im ganzen Nervensystem.
Deshalb können bei der Multiplen Sklerose sowohl

     ● **SCHLAFFE**, periphere als auch
     ○ **SPASTISCHE**, zentrale Lähmungen auftreten.

Wenn der Entmarkungsherd den Neuriten des α-**MOTONEURONS** des motorischen Vorderhorns betrifft, resultiert eben eine **SCHLAFFE LÄHMUNG**.

○ Bei einer **ZENTRALEN LÄHMUNG** kommt es zu Störungen im Verlauf der **PYRAMIDENBAHN** und/oder im Verlauf der **EXTRAPYRAMIDALBAHN**.
Das α-Motoneuron ist noch intakt, aber die Steuerung von oben funktioniert nicht richtig.

④ Wenn es sich um einen Ausfall der Pyramidenbahn und um einen Ausfall der Extrapyramidalbahn handelt, resultiert eine **SPASTIK**.

☼ Erklärung:

Im Gehirn gibt es drei **MOTORISCHE SYSTEME**:

- die **PYRAMIDENBAHN**, die für die Willkürmotorik da ist,

- die **EXTRAPYRAMIDALBAHN**, die für Bewegungen zuständig ist, bei denen man nicht besonders überlegt (*schreiben, radfahren, Gestik, Mimik*), und

- die **KLEINHIRNMOTORIK**, die für die Stütz- und Haltemotorik verantwortlich ist.
Das Kleinhirn sorgt also dafür, daß das Skelett statisch nicht auseinanderfällt.

📖 **siehe AMTSARZTFRAGEN NERVENSYSTEM VORKLINIK**

☼ Bei einem **ISOLIERTEN AUSFALL DER PYRAMIDENBAHN** kommt es demzufolge zu einer **STÖRUNG DER FEINMOTORIK**.

*Der Patient ist nicht mehr in der Lage, beispielsweise eine Nadel einzufädeln, oder beim Teetrinken den kleinen Finger abzuspreizen.*

Scherz beiseite, bei einem Ausfall der Pyramidenbahn werden feinmotorische Bewegungen durch Massenbewegungen ersetzt; der Patient bewegt sich ähnlich wie ein Säugling.

Bei einem Ausfall der **PYRAMIDENBAHN** plus der **EXTRAPYRAMIDALBAHN** bleibt nur noch die **KLEINHIRNMOTORIK** als einziges, funktionierenden System übrig.

Da das Kleinhirn für die Statik des Skeletts verantwortlich ist, innerviert das Kleinhirn am liebsten solche Muskeln, die der Schwerkraft entgegen gerichtet sind.

☞ Solche Muskeln sind zum Beispiel die **BEUGER DES ARMES** und die **STRECKER DES BEINES**.

Diesen Innervationsmodus nennt man

➠ **SPASTIK**.

- Die **EIGENREFLEXE** in den spastisch veränderten Muskeln sind **VERSTÄRKT**, es können auch Kloni auftreten.
- Die **FREMDREFLEXE** sind demgegenüber **VERMINDERT**; Fremdreflexe sind allgemein auslösbar beim entspannten Patienten und bei entspannten Muskeln. Bei einer Spastik ist in der Regel weder das Eine noch das Andere der Fall.

⑤ Beim **AUSFALL DER PYRAMIDENBAHN** kommt es zum Auftreten von Reflexen, die im Säuglingsalter völlig normal sind.

Es handelt sich im wesentlichen um Reflexe, die in unserer stammesgeschichtlichen Vorzeit dafür gesorgt haben, daß wir uns am Fell unserer Mutter festklammern konnten, als sie sich von Ast zu Ast schwang.

Einige dieser Reflexe sind

- der **BABINSKI-REFLEX**,
- der Wartenberg-Reflex,
- der Hand-oder Fußgreifreflex oder auch
- das orale Greifen.

Ein (z. *T. einseitiges*) Auftauchen dieser Reflexe weist immer darauf hin, daß eine Schädigung der Pyramidenbahn vorliegt.

Wo allerdings diese Schädigungen ist, muß noch herausgefunden werden; die Pyramidenbahn verläuft, wie Sie wissen, vom

- Gyrus präcentralis über die
- Capsula interna, die
- Hirnschenkel und den
- Hirnstamm über den
- Vorderseitenstrang des Rückenmarks zum
- motorischen Vorderhorn.

Bei Schädigungen irgendwo in diesem Verlauf kommt es zur Ausbildung von pathologischen Reflexen.

📖 **siehe AMTSARZTFRAGEN NERVENSYSTEM VORKLINIK**

**23) Welche Aussage/n ist/sind richtig?**

Weite Pupillen können auftreten bei

**a)**     Atropinvergiftung
**b)**     Morphinabusus
**c)**     Hyperthyreose
**d)**     epidurales Hämatom
**e)**     Horner-Syndrom


**A)**     Alle Aussagen sind richtig.
**B)**     Nur Aussagen a, b und e sind richtig.
**C)**     Nur Aussagen b, d und e sind richtig.
**D)**     Nur Aussagen c und d sind richtig.
**E)**     Nur Aussagen a, c und d sind richtig.

**Antwort:**

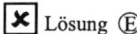 Lösung Ⓔ

Die **PUPILLENWEITE** wird von den glatten Muskelfasern der Iris gesteuert.

Eine glatte Muskulatur wird immer durch

- **SYMPATHICUS** und
- **PARASYMPATHICUS** innerviert.

- Die **SYMPATISCHEN** Fasern stammen aus dem **OBEREN BRUSTMARK** und laufen im Gefäß-Nerven-Bündel des Halses nach cranial. Der Sympathicus **ERWEITERT** die Pupillen.

- Die **PARASYMPATHISCHEN** Fasern stammen aus dem Hirnstamm und laufen mit dem **III. HIRN-NERV**. Der Sympathicus **VERENGT** die Pupillen.

Bei einem Ausfall des **NERVUS OCULOMOTORIUS** ist der Musculus sphincter pupillae gelähmt, so daß eine **MYDRIASIS** (*weite Pupille*) auftritt.
📖 siehe **AMTSARZTFRAGEN NERVENSYSTEM VORKLINIK.**

ⓓ Bei einer **INTRAKRANIELLEN DRUCKSTEIGERUNG**, wie zum Beispiel bei einem **EPIDURALEN HÄMATOM** oder bei einem **HIRNTUMOR**, kann es zu einer Unterbrechung der parasympathischen Fasern des Nervus oculomotorius kommen.

☞ Die Mydriasis ist dann auf der geschädigten Seite bemerkbar.

Bei **beidseits** weiten Pupillen liegt eine systemische Ursache zugrunde:

- entweder kommt es bei Mittelhirnläsionen oder beim tiefen **KOMA** zu einem Ausfall beider nervi oculomotorius,

- oder es liegt eine generelle Sympathicuserregung vor.

ⓒ  Bei **ANGST, SCHMERZ,** oder auch bei der **HYPERTHYREOSE** sind die Pupillen beidseits weiter als normal und reagieren etwas langsamer als erwartet.

ⓐ  **ATROPIN** ist ein **PARASYMPATHICOLYTICUM,** das heißt, Atropin hebt die Wirkung des Parasympathicus im Gewebe auf. Deshalb kommt es bei einer Atropinvergiftung zu **WEITEN PUPILLEN.**

☞ **WEITE PUPILLEN** können auch bei einem Abusus von **KOKAIN** auftreten.

ⓑ  Während einer Narkose oder im **SCHLAF** sind die Pupillen physiologischerweise **ENG.**

☞ **ENGE PUPILLEN** sind aber auch ein typisches Kennzeichen für **MORPHINABUSUS.**

ⓔ  Weiterhin treten **ENGE PUPILLEN** bei einer Läsion des **HALS-SYMPATHICUS** auf. Eine solche Läsion führt

- zu einer **MIOSIS,**
- zu einer verengten Lidspalte (*PTOSIS*) und
- zu einem, nach innen in die Orbita hinein verlagerten Auge (*ENOPHTALMUS*).

Die Symptomenkombination von Miosis, Ptosis, Enophtalmus nennt man

⇒  **HORNER-SYNDROM.**

**24) Ordnen Sie zu:**

**A)**    Spitzfuß und Steppergang
**B)**    Arm in Beugestellung, Gehen mit Zirkumduktion des Beines
**C)**    Gang kleinschrittig, schlurfend, langsam

**1)**    Apoplex
**2)**    Peronäuslähmung
**3)**    Morbus Parkinson

**Antwort:**

☒ Lösung:     Ⓐ ➠ ②     Ⓑ ➠ ①     Ⓒ ➠ ③

Ⓐ   Bei Brüchen am **UNTERSCHENKEL** können die Äste des **N. PERONÄUS** geschädigt werden.

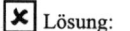 Der Nervus peronäus innerviert die Muskeln, die sich an der Vorderseite und lateral des Unterschenkels befinden: der

- **M. EXTENSOR HALLUCIS LONGUS**, der
- **M. EXTENSOR DIGITORUM LONGUS**, die
- **MM. PERONÄI**.

Bei einer Schädigung des Nervs hängt der Fuß schlaff herunter (*SPITZFUSS*); die Patienten stolpern, wenn sie nicht aufpassen, über ihre eigenen Zehen.

Da beim Gehen die Zehen zuerst den Boden berühren, heißt dieses Gangbild auch

➠   **STEPPERGANG**.

Ⓑ Bei dem beschriebenen Gangbild handelt es sich offensichtlich um eine **SPASTIK**: der Arm ist adduziert und gebeugt, das Bein ist gestreckt.

*Wenn Sie Probleme mit dem Wort Zirkumduktion hatten: das gestreckte Bein wird in einer Kreisbewegung beim Gehen nach vorne geführt.*
*Die Kreisbewegung wird deshalb nötig, weil das Knie steif ist und nicht gebeugt werden kann; dadurch ist das Bein quasi zu lang und muß in einer Rotationsbewegung vor den Körper geführt werden.*

Wie Sie noch wissen, entwickelt sich eine **SPASTIK** bei einer Schädigung

- der Pyramidenbahn und
- der Extrapyramidalbahn.

☀ Jetzt kramen Sie mal in Ihrem Hirnkästchen, wo die **Extrapyramidalbahn** (*ausgehend von den Basalganglien*) und die **Pyramidenbahn** anatomische Berührungspunkte haben und dicht beieinander liegen: jawohl, in der

➠ **CAPSULA INTERNA.**

Bei unserem Patienten mit der Spastik ist die Wahrscheinlichkeit groß, daß es sich um eine Schädigung (*Blutung, Ischämie*) der Capsula interna handelt. Bei einer Schädigung der **linken** Capsula interna entwickelt sich, aufgrund der Nervenbahnkreuzungen, die Spastik auf der **rechten** Körperseite.

© *Den kleinschrittigen, schlurfenden, langsamen Gang des Parkinsonpatienten haben Sie aber erkannt!*

Dem **M. PARKINSON** liegt eine **DEGENERATION DER SUBSTANTIA NIGRA** zugrunde; daraufhin unterliegen alle extrapyramidalen Bewegungen einer überstarken Hemmung.

☞ *Wissen Sie noch die Kennzeichen des M. Parkinson?*

- **AKINESE** (*motorische Gebundenheit*),
- **RIGOR** (*diagnostizierbar durch das Zahnradphänomen*) und den
- **TREMOR** (*den grobschlägigen Ruhetremor*).

25) **Beurteilen Sie beide Aussagen und die Verknüpfung:**

Die Nackensteifigkeit weist auf eine Encephalitis hin,

**weil**

bei einer Nervenwurzelreizung das Zeichen nach Lasègue positiv sein kann.

**A)**      Beide Aussagen und die Verknüpfung sind richtig.
**B)**      Beide Aussagen sind richtig.
**C)**      Nur die erste Aussage ist richtig.
**D)**      Nur die zweite Aussage ist richtig.
**E)**      Keine Aussage ist richtig.

**Antwort:**

☒ Lösung ⑩

Die **NACKENSTEIFIGKEIT** weist natürlich auf eine **MENINGITIS** (*Gehirnhautentzündung*), und nicht auf eine **ENCEPHALITIS** (*Gehirnentzündung*) hin.

Eine **MENINGITIS** muß sich nicht immer aufgrund einer bakteriellen Entzündung entwickeln; es kann auch bei

- **BLUTUNGEN** in den subarachnoidalen Raum oder bei
- **HIRNTUMOREN** zu meningitischen Reizerscheinungen kommen.

☞ Die klinischen Symptome einer Meningitis sind, entsprechend der Schwere des Krankheitsbildes, recht ausgeprägt:

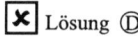 • die Patienten klagen über **LICHTSCHEU** und **STARKE KOPFSCHMERZEN**, die mitunter auch in die Schultern und in die Beine ausstrahlen können.

- Oft existieren Zeichen der **VEGETATIVEN ENTGLEISUNG**:

    ○ hartnäckiges Erbrechen,
    ○ Bradykardie,
    ○ Dermographismus und eine
    ○ Überempfindlichkeit der Haut.

- Die Nackenwirbelsäule ist reflektorisch nach hinten gebogen; es kann sich hieraus der **OPISTHO-TONUS** entwickeln, bei dem die ganze obere Wirbelsäule nach hinten verkrümmt wird, die Lendenwirbelsäule aber gestreckt und die Beine angezogen bleiben.

Wenn man bei einem solchen Patienten versucht, den Kopf zu bewegen, erntet man heftigsten Protest und einen stark erhöhten Muskeltonus im Nackenbereich.

Dieses Zeichen, die **NACKENSTEIFIGKEIT**, ist das wichtigste Zeichen, das auf eine **MENINGITIS** hinweist.

Es kann beim Prüfung der Nackensteifigkeit auch zu einem reflektorischen Anziehen der Beine kommen

➡ das **BRUDZINSKI-ZEICHEN**.

Wenn man immer noch nicht genug hat, kann man versuchen, das angewinkelte Bein des Patienten im **KNIEGELENK** zu strecken. Die Körperhaltung ist dabei unwichtig: das sog.

➡ **KERNIG-ZEICHEN**

kann im Liegen oder im Sitzen geprüft werden.

Ein weiteres Zeichen, das auf eine Reizung der Dura mater hinweist, ist das

➡ **LASÈGUE-ZEICHEN**.

Es handelt sich jetzt nicht mehr um eine Meningitis (*im Schädelbereich*), sondern um ein Reizsyndrom im **RÜCKENMARKSKANAL**, wie es z. B. beim **BANDSCHEIBENVORFALL** mit Wurzel-kompressionssyndromen auftreten kann.

Bei der Prüfung liegt der Patient auf dem Rücken und der Untersucher hebt das, im Kniegelenk gestreck-te Bein. Der Patient gibt hier Schmerzen im Rücken an, die bis in das Bein hinunter ausstrahlen.

*Natürlich können bei einer **MENINGITIS** im Kopfbereich auch die Häute des **RÜCKENMARKS** mit-betroffen sein - denken Sie nur an die **FSME**.*

*Der Patient bietet in diesem Fall reichlich Gelegenheit, neurologische Untersuchungsmethoden zu üben.*

▽ Eine **MENINGITIS** bei **KINDERN** ist schwieriger zu diagnostizieren, da Kinder weniger sachdienliche Angaben zur Schmerzsymptomatik machen können (*Kinder haben, egal bei welcher Erkrankung, fast immer Bauchweh*).

Da die Schädelnähte noch nicht verknöchert sind, müssen die Kopfschmerzen auch nicht so stark sein, wie bei einer vergleichbaren Erkrankung beim Erwachsenen.

Bei Kindern gibt es daher noch das **KNIE-KUSS-PHÄNOMEN**, bei dem es dem Kind unmöglich ist, die Knie soweit anzuziehen, daß es sie mit dem Mund berühren kann.

Ein weiteres Zeichen ist das **DREIFUSSZEICHEN**: man fordert die kleinen Patienten auf, sich aufrecht ins Bett zu setzen. Im Fall einer meningealen Reizung stützt sich das Kind mit beiden Armen nach hinten ab - es entsteht das Bild eines Dreifuß.

Beide Zeichen kommen dadurch zustande, daß die **RÜCKENMUSKULATUR** reflektorisch so **VERSPANNT** ist, daß eine Beugung der Wirbelsäule nicht möglich ist.

Eine Meningitis ist eine schwere Erkrankung.

Wenn **PSYCHISCHE VERÄNDERUNGEN** auftreten, handelt es sich bereits um eine Hirnbeteiligung (*Meningo-Encephalitis*). Die psychischen Veränderungen können ein

- **DELIR,**
- **ILLUSIONEN** oder
- **BEWUSSTSEINSVERÄNDERUNGEN** sein (*akute exogene Psychose*).

&#x1F4D5; siehe **AMTSARZTFRAGEN PSYCHIATRIE.**

Die Diagnose einer Meningitis wird gesichert durch die **LIQUORPUNKTION**; der Patient muß schon bei leichten meningitischen Anzeichen in die Klinik!

**26) Welche Aussage/n ist/sind richtig?**

Bei Lumbago:

**a)**    ist der Schmerz auf die Lenden-Kreuzbein-Region begrenzt
**b)**    strahlen die Schmerzen ins Bein aus
**c)**    können Gefühlsstörungen in den Beinen auftreten
**d)**    ist das Lasègue-Zeichen positiv
**e)**    ist weder der Patella-Sehnen-Reflex noch der Achilles-Sehnen-Reflex verändert

**A)**    Alle Aussagen sind richtig.
**B)**    Nur Aussagen a und e sind richtig.
**C)**    Nur Aussagen a, b und d sind richtig.
**D)**    Nur Aussagen b, c und d sind richtig.
**E)**    Nur Aussagen a, b, d und e sind richtig.

## Antwort:

**☒** Lösung Ⓑ

Unter **LUMBAGO**, im Volksmund **HEXENSCHUSS** genannt, versteht man einen Kreuzschmerz, der durch eine **INSTABILE WIRBELSÄULE** hervorgerufen wird.

Auslöser für ein Lumbago können sein:

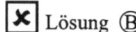

- seitliche Drehbewegungen
  (*besonders Aufstehen aus der Badewanne nach einem warmen Bad oder morgens aus dem Bett*) oder auch
- unkundige Chiropraktik!

※ Die Instabilität ist bis zu einem gewissen Maß vorprogrammiert: ab der Pubertät verliert die Bandscheibe Wasser. Dadurch wird die Bandscheibe kleiner, schmaler und kann zwischen den Wirbelkörpern hin- und herrrutschen. Besonders gefährdet sind die Stellen, an denen die Wirbelsäule eine **LORDOSE** aufweist: im

- Hals- und
- Lendenbereich.

Im Unterschied zur „Ischiassymptomatik" des Volksmundes ist hier das **LIGAMENTUM LONGITU-DINALE POSTERIUS** noch intakt und die Bandscheibe gleitet wieder auf den, ihr angestammten Platz zurück.

※ Durch die Verschiebung der Bandscheibe kommt es aber zu einer starken, reflektorischen **VERSPAN-NUNG DER AUTOCHTONEN RÜCKENMUSKULATUR.**

🐾 Die Verspannung ist so stark, daß die Gefäße, die für die Durchblutung der Muskulatur verantwortlich sind, abgedrückt werden. Da eine minderdurchblutete Muskulatur immer schmerzhaft ist, entsteht ein Circulus vitiosus.

☞ Lumbago ist also ein **BANDSCHEIBENINDUZIERTER SCHMERZ**, der sich hauptsächlich in **MUSKELVERSPANNUNGEN** äußert und **NICHT** mit einer Nervenwurzelschädigung einhergeht.

ⓐ Der Schmerz ist auf das betreffende Muskelsegment begrenzt und strahlt maximal in Richtung der Muskelfasern, bzw. -ansatzstellen aus.

ⓔ Da keine Wurzelschädigung vorliegt, liegen beim Lumbago auch nie **REFLEXVERÄNDERUNGEN** vor.

Anders liegen die Dinge, wenn Bandscheibengewebe **AUF DEM SPINALNERV** zu liegen kommt.

Pathophysiologisch kann es sich dabei ebenfalls um eine **PROTUSIO** handeln (*Lig. longitudinale post. intakt*) - die Bandscheibe kann seitlich, neben dem intakten Band vorbeigleiten.

🔆 Hier ist die Prognose gut: nach Repositionsversuchen oder, wenn man den Patienten ins **STUFENBETT** legt, gleitet die Bandscheibe wieder von alleine zurück und gibt die Nervenwurzel wieder frei.

Von einem **PROLAPS** spricht man, wenn die Bandscheibe das Lig. longitudinale post. durchbrochen hat; ein Bandscheibenprolaps geht also immer mit einer **MEDIALEN BANDSCHEIBENHERNIE** einher.

🔆 Jetzt kann sich sogar ein **CAUDA-SYNDROM** mit **QUERSCHNITTSYMPTOMATIK** (*Blasen- und Mastdarmlähmungen*) entwickeln.

Wenn eine Schädigung der **ISCHIASWURZEL** vorliegt, kommt es zu ziemlich klaren Nervensymptomen:

ⓓ es treten Erscheinungen auf, die auf eine meningeale Reizung hindeuten.
Jeder Spinalnerv ist noch ein kleines Stückchen von Dura umgeben; wenn die Bandscheibe auf dem Spinalnerven liegt, macht das immer Symptome seitens der **RÜCKENMARKSHÄUTE**.

Wesentlichstes Zeichen: der **LASÈGUE**.
Passives Heben des Beines induziert einen starken Schmerz im Rücken und entlang des geschädigten Nerven (*Nervendehnungsschmerz*).

🔆 Ein weiteres Zeichen: bei einer Erhöhung des intrathekalen Drucks (*Erhöhung des Liquordrucks*) beim Husten, Pressen, Niesen etc. treten **SCHMERZEN** im geschädigten Gebiet auf.

Bei den weiteren Nervensymptomen hilft Ihnen Ihr Anatomieatlas:

(b) **SCHMERZEN** im Verlauf des Nerven (*im LWS-Bereich meist der Ischiasnerv*),

(c) **SENSIBILITÄTSSTÖRUNGEN**, die sich einige Stunden nach Beginn der Schmerzsymptomatik einstellen können,

(e) **MOTORISCHE STÖRUNGEN**, die mit Reflexausfällen oder -abschwächungen einhergehen können.

Der Profi kann anhand der klinischen Symptome Zuordnungen zu den einzelnen Wurzeln treffen:

● Bei **WURZELSYNDROM L4** ist die Bandscheibe zwischen dem 4. und 5. Lendenwirbel betroffen. Der Schmerz strahlt vom Kreuzbein über die Leiste, die Vorderseite des Beins ins Knie aus und geht mit einer Verminderung des **PSR** (*Patellarsehnenreflexes*) einher, sowie mit einer Schwäche des **M. TIBIALIS ANT.** (*Fußheber*).

☇ Zur Testung des Nervendehnungsschmerzes muß man hier den **UMGEKEHRTEN LASÈGUE** machen: der Patient liegt auf dem Bauch und man hebt das Bein nach hinten an (*Dehnung der Vorderseite des Oberschenkels!*). **DER NORMALE LASÈGUE IST HIER NEGATIV.**

Wurzelsyndrome L5 und S1 sind häufiger:

● Zu der **WURZEL L5** gehört die Schmerzausstrahlung entlang des „GENERALSSTREIFENS" am seitlichen Oberschenkel, seitliche-mittlere Abschnitte der Wade (*Knie ist schmerzfrei*) bis zur **GROSSZEHE**.

☇ Der **LASÈGUE** ist positiv, der PSR (*Patellarsehnenreflex*) und der ASR (*Achillessehnenreflex*) sind normal auslösbar. Der motorische Ausfall ist am besten im **M. EXTENSOR HALLUCIS LONGUS** (*Großzehenstrecker*) nachweisbar; die **MM. PERONAEI**, die restlichen **ZEHENSTRECKER** und die **KLEINEN GLUTAEALMUSKELN** sind ebenfalls betroffen.

● Bei einer Schädigung S1 wird das subjektive Schmerzband mehr dorsal lokalisiert: **RÜCKSEITE** des Oberschenkels, Rückseite der Wade, über die Ferse bis zur **KLEINEN ZEHE**.

☇ Der **LASÈGUE** ist positiv, es kommt zu einem Ausfall des **ASR**. Betroffene Muskeln sind der **M. TRICEPS SURAE** und die **ZEHENBEUGER**.

**27) Welche Aussage/n ist/sind richtig?**

Bei einer Polyneuropathie können typischerweise folgende Befunde auftreten:

**a)**     zirkulär begrenzte Sensibilitätsstörungen
**b)**     Babinski positiv
**c)**     symmetrische Lähmungen
**d)**     abgeschwächte Sehnenreflexe
**e)**     spastische Lähmungen


**A)**     Alle Aussagen sind richtig.
**B)**     Nur Aussagen b, c und d sind richtig.
**C)**     Nur Aussagen a, b und e sind richtig.
**D)**     Nur Aussagen a, c und d sind richtig.
**E)**     Nur Aussagen b, c, d und e sind richtig.

## Antwort:

☒ Lösung ⓓ

Eine **POLYNEUROPATHIE** ist eine Erkrankung, die **MEHRERE PERIPHERE NERVEN** gleichzeitig betrifft. Meist ist eine Polyneuropathie nur ein Symptom einer anderen, zugrundeliegenden Erkrankung.

Da **PERIPHERE** Nerven betroffen sind, handelt es sich bei Polyneuropathien immer um **SCHLAFFE LÄHMUNGEN**.

📖 siehe Frage # 22

ⓓ Bei schlaffen Lähmungen sind die **MUSKELEIGENREFLEXE** (*Sehnenreflexe*) **ABGESCHWÄCHT** oder fehlend.

ⓐ Weiterhin treten **SENSIBILITÄTSSTÖRUNGEN** auf, die sich oft in einer handschuh- bzw. strumpfförmigen Gebietsbegrenzung bemerkbar machen.

ⓒ Die Polyneuropathie tritt immer **SYMMETRISCH** auf (*ziemlich alle Erkrankungen, die „von innen raus" kommen, weisen ein mehr oder weniger symmetrisches Symptomenbild auf*).
Die Ausfälle sind **DISTAL** betont.

ⓑ Ein positiver **BABINSKI** weist auf eine Schädigung der **PYRAMIDENBAHN** hin.

ⓔ Eine **SPASTISCHE LÄHMUNG** entwickelt sich beim Ausfall der

- **PYRAMIDENBAHN** und der
- **EXTRAPYRAMIDALBAHN**.

📖 siehe Frage # 23

URSACHEN einer Polyneuropathie können sein:

● **AUTOIMMUNREAKTION.**

Diese Polyneuropathie heißt auch „*AKUTE POLYNEURITIS GUILLAIN-BARRÉ*". Sie entwickelt sich z. B. im Verlauf einer Grippe und betrifft, von caudal nach cranial aufsteigend, alle Spinalnerven. Die Muskeleigenreflexe sind beim Vollbild allesamt verschwunden; Todesfälle können auftreten, wenn auch Hirnnerven (*N. vagus!*) betroffen sind.

● Die **DIABETISCHE POLYNEUROPATHIE.**

Zur diabetischen Polyneuropathie gehören die

         ○ burning feet,
         ○ nächtliche Parästhesien der Füße,
         ○ Abschwächung des Vibrationsempfindens und
         ○ symmetrische Reflexabschwächungen an den Beinen.
         &#x1F4D6; **siehe Amtsarztfragen STOFFWECHSEL**

Weitere Ursachen können sein:

● chronische Bleivergiftung,
● Thalliumvergiftungen (*Rattengift*),
● Arsenvergiftungen,
● Botulismus,
● Rheuma,
● Alkoholismus oder die
● Neurofibromatose M. Recklinghausen (*Neurinome an peripheren Nerven*).

**28) Welche Aussage ist falsch?**

Typische Befunde beim M. Parkinson sind:

**A)**    breitbeiniger Gang mit ausfahrenden Armbewegungen
**B)**    Kleinerwerden der Schrift
**C)**    Unbeweglichkeit des Gesichts
**D)**    distal betonter Tremor, der bei Intensionsbewegungen nachläßt
**E)**    leise Sprache.

## Antwort:

**☒** Lösung Ⓐ

*Wenn Sie das „falsch " in der Aufgabenstellung nicht überlesen haben, müßten Sie eigentlich die Antwort richtig haben.*

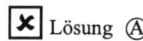 Merken Sie sich einfach: der **PARKINSONPATIENT** ist ein sehr „gehemmter" Mensch.
Alle Bewegungen, die bei Ihnen ohne nachzudenken ablaufen (*und das sind eine Menge von Bewegungen*), müssen bei dieser Erkrankung willkürlich gestartet und gestoppt werden.

*Wissen Sie noch die Pathophysiologie?*

☼ Es handelt sich um eine Störung der extrapyramidalen Motorik durch die Degeneration des **NUCLEUS NIGER** im Hirnstamm. Der Nucleus niger hemmt normalerweise die hemmenden Impulse der Kerne des Corpus striatum (*Nucleus caudatus und Putamen*).

☞ Der Parkinsonismus ist klinisch gekennzeichnet durch:

- **AKINESE** (*Unbeweglichkeit*),
- **RIGOR** (*erhöhter Muskeltonus*)
- **TREMOR** (*grobschlägiger Ruhetremor*).

*Alles klar?*

*Also:*

Ⓐ Der Parkinsonpatient geht langsam, mit kleinen Schritten und ohne Mitschwingen der Arme. Versuchen Sie doch mal Probehalber, sich beim **GEHEN** wirklich auf die Tätigkeit Ihrer Beinmuskeln zu konzentrieren, überlegen Sie, welcher Muskel, wann in Aktion tritt. Das Gangbild, das Sie dann aufweisen, entspricht ungefähr dem Parkinsongang.

Ⓑ Die **SCHRIFT** ist klein und schlecht lesbar. Typisch bei der Parkinsonschrift ist, daß bei längeren Wörtern die Schrift nach rechts immer noch kleiner wird; das letzte Ende solcher Wörter ist praktisch nur noch erahnbar.

Ⓒ Ein unbewegliches Gesicht ist eine **AMIMIE** - keine Mimik. Ursache ist natürlich die allgemeine Bewegungshemmung.
*Überlegen Sie sich aber mal die Konsequenzen: der Mimik kommt im zwischenmenschlichen Kommunikationsbereich eine große Bedeutung zu; **Parkinsonpatienten haben Kommunikationsprobleme!***

Ⓓ Zum Parkinson gehört der **GROBSCHLÄGIGE RUHETREMOR.**
Der Tremor ist distal betont und kann z. B. als Pillendreher-Tremor auftreten.
Wenn man ihn unterdrückt *(den Tremor, nicht den Patienten)*, tritt das Zittern an einer anderen Stelle auf.
Bei Intensionsbewegung *(absichtlichen, überlegten, pyramidalen Bewegungen)* verschwindet der Tremor
- deshalb heißt er ja auch Ruhetremor und nicht Intensionstremor.

Ⓔ Die **SPRACHMUSKELN** sind auch quergestreift und werden extrapyramidal regiert. Es gibt in der Rinde ein motorisches Sprachzentrum *(Broca-Zentrum)*, das mit den Basalganglien zusammenarbeitet und dafür sorgt, daß die Muskeln, deren Namen selbst schon so unaussprechlich sind *(M. cricoarythenoideus z. B.)*, gut koordiniert werden.
Die Sprache des Parkinsonpatienten ist leise, monoton, stimmlos und schwach artikuliert.

29) **Welche Aussage/n ist/sind richtig?**

Für einen Bandscheibenvorfall in $S_1$ sprechen:

a)   Patella-Sehnen-Reflex normal auslösbar
b)   Achilles-Sehnen-Reflex vermindert
c)   Lasègue positiv
d)   Zehenstand unmöglich
e)   Gefühlsstörungen an der Ferse

A)   Alle Aussagen sind richtig.
B)   Nur Aussagen a und c sind richtig.
C)   Nur Aussagen c, d und e sind richtig.
D)   Nur Aussagen b, c und e sind richtig.
E)   Nur Aussage c ist richtig.

## Antwort:

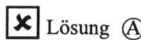 Lösung Ⓐ

*Jetzt hätte man halt noch wissen müssen, was in der **Frage # 26** gestanden hat!*

Ein echter Bandscheiben**vorfall**, ein **PROLAPS**, geht mit einer **WURZELSYMPTOMATIK** einher.

Beim Prolaps ist das Lig. long. post. zerrissen, und Bandscheibengewebe fällt in den Wirbelkanal vor.

Es kann hier sogar zu einer Querschnittssymptomatik oder zu einem Caudasyndrom kommen.

*Noch mal, zum Mitdenken:*

Bei einer **PROTUSIO** ist das **BAND** noch **INTAKT**; die Bandscheibe kann höchstens an der Seite vorbei auf die Nervenwurzel rutschen (*klinisch an der neurologischen Symptomatik bemerkbar*); die Prognose ist hier aber viel besser, da die Bandscheibe in den meisten Fällen von alleine wieder zurückrutscht.

Da es sich hier um einen **PROLAPS S$_1$** handelt, ist mit **neurologischer** Symptomatik (*„Ischias-symptomatik"*) zu rechen, **nicht nur mit Schmerzsymptomatik** (*„Lumbago"*).

Man sollte anhand der klinischen Symptomatik wenigstens eine ungefähre Etagendiagnostik machen können.

Nehmen Sie sich mal Ihr Lehrbuch zur Hand und suchen Sie eine Darstellung der Dermatome (*=Darstellung der Innervationszonen der Spinalnerven*).

Sie werden sehen, daß die Innervationsgebiete von $L_4$, $L_5$ und $S_1$ direkt nebeneinander liegen. Die Innervationsgebiete schrauben sich quasi vom Kreuzbein über die Hüfte auf den Fuß zu.

● Das Innervationsgebiet **$L_4$** beginnt am Kreuzbein, geht über die Hüfte und hat bereits auf Höhe Leiste das Bein umrundet. Jetzt geht's nur noch nach unten medial. In dieses Gebiet fallen:

   ○ der Quadriceps (*PSR-Ausfall!*) und
   ○ der Fußheber (*M. tibialis anterior*).

● **$L_5$** befindet sich lateral von $L_4$. Sensibilitätsstörungen und Schmerzen ziehen hier vom Kreuzbein über den seitlichen Oberschenkel (*GENERALSSTREIFEN*) und **UNTERHALB DES KNIES** zur Vorderseite des Unterschenkels und der **GROSSEN ZEHE**.
Betroffene Muskeln, die in diesem Gebiet liegen:

   ○ M. glutaeus medius und minimus,
   ○ M. biceps femoris,
   ○ M. tibialis posterior,
   ○ Mm. peronaei und
   ○ die Zehenstrecker.

Der Patient kann bei einer Schädigung $L_5$ nicht die Zehen nach oben strecken; d. h. er kann **NICHT AUF DER FERSE STEHEN**.

● **$S_1$** liegt einfach noch weiter außen: das Innervationsgebiet liegt auf der **RÜCKSEITE** des Oberschenkels, Rückseite des Unterschenkels, am Knöchel entlang bis zur **KLEINEN ZEHE**. Betroffene Muskeln sind:

   ○ M. triceps surae und
   ○ die Zehenbeuger.

Der Patient kann bei einem Ausfall dieser Muskeln **NICHT AUF DEN ZEHEN STEHEN**.

*Ergo:*

(a) Der **PSR** ist nur bei einer Schädigung $L_4$ vermindert.

(b) Der **ASR** gehört zu der $S_1$-Symptomatik.

(c) Der **LASÈGUE** ist in dem Moment positiv, wo eine Wurzelreizung vorliegt (*besonders Wurzeln $L_5$ und $S_1$*).

(d) Zum **ZEHENSTAND** muß man die **FERSE** anheben (*M. triceps surae*) und die Zehen feste nach unten drücken, also beugen. Der Zehenstand ist auch eine Leistung des Segments $S_1$.

(e) Bei den Gefühlsstörungen an der **FERSE** sind wir auch fündig geworden. $S_1$ innerviert sensibel den Außenknöchel und die Ferse.

**30) Welche Aussage ist falsch?**

Folgende Symptome können bei Multipler Sklerose auftreten:

**A)**     schlaffe Lähmungen
**B)**     gesteigerte Bauchhautreflexe
**C)**     Intensionstremor
**D)**     gesteigerte Muskeleigenreflexe
**E)**     Sehstörungen

## Antwort:

**☒** Lösung Ⓑ

Die **BAUCHHAUTREFLEXE** gehören zu den **FREMDREFLEXEN**; sie sind **POLYSYNAPTISCH**, d. h. der Reflexbogen läuft über mehrere (*viele*) Neurone in mehreren Etagen des Rückenmarks. 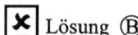 Fremdreflexe sind ein Maß für die **ZUSAMMENARBEIT** verschiedener Neurone; und die Zusammenarbeit kann gar nicht zu gut sein.

Ⓑ **GESTEIGERTE FREMDREFLEXE** sind **NIE** ein Krankheitszeichen; allenfalls ist der Patient etwas nervös. Im Gegenteil, wenn man unklare neurologische Untersuchungsbefunde hat, dann sind gesteigerte Fremdreflexe immer ein Beweis, daß **KEIN ORGANISCHER SCHADEN** vorliegt.

Ansonsten kann die Multiple Sklerose jede Menge neurologische Befunde hervorrufen; je nachdem, wo sich der/die Entmarkungsherd/e befindet/befinden.

Ⓐ **SCHLAFFE LÄHMUNGEN** entstehen bei einer Schädigung des **MOTORISCHEN VORDERHORNS** des Rückenmarks oder bei einer Läsion eines **PERIPHEREN NERVEN**.

Ⓑ Bei der MS kommt es höchstens zu einer **ABSCHWÄCHUNG** der Bauchhautreflexe.

Ⓒ Ein **INTENSIONSTREMOR** ist immer Hinweis auf eine **KLEINHIRNSTÖRUNG**.
*Wissen Sie noch? Den Intensionstremor testet man mit dem FINGER-NASE-VERSUCH!*

Ⓓ **GESTEIGERTE MUSKELEIGENREFLEXE** findet man bei der **SPASTIK**. Eine Spastik entsteht, wenn die betreffende Vorderhornzelle im Rückenmark nur noch Impulse vom **KLEINHIRN**, und keine Impulse mehr von der Pyramidenbahn oder der Extrapyramidalbahn bekommt.
📖 **siehe AMTSARZTFRAGEN NERVENSYSTEM VORKLINIK**

Ⓔ **SEHSTÖRUNGEN** gelten als ein typisches Symptom bei MS: es kann sich um eine **RETROBULBÄR-NEURITIS** handeln, bei der der Patient wie durch eine Milchglasscheibe sieht, oder um **AUGEN-MUSKELSTÖRUNGEN**.
Die meisten dieser Störungen bilden sich zum größten Teil wieder zurück, wenn das Entzündungsödem wieder resorbiert wird.

**31)Welche Aussage ist falsch?**

Ursachen für eine Polyneuropathie können sein:

**A)**     Mangelernährung
**B)**     Diabetes mellitus
**C)**     medialer Bandscheibenvorfall L5
**D)**     chronischer Alkoholabusus
**E)**     perniziöse Anämie

**Antwort:**

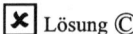 Lösung ©

*Na, kapiert?*

Eine **POLYNEUROPATHIE** betrifft immer **mehrere** Nerven (*poly-* = *viel*).

© Ein Bandscheiben**vorfall** betrifft **eine** Wurzel, also meistens nicht mal ganz einen Nerv, geschweige denn mehrere.

*Aber, wenn wir schon dabei sind, können wir gleich nochmal wiederholen, was das charakteristische bei der Wurzelschädigung L5 ist - bekommen Sie noch die Sensibilitäts- und Motorikstörungen zusammen, ohne zu spicken?*

Sensibilität L5:     Generalsstreifen, unterhalb des Knies Vorderseite des Unterschenkels bis Großzehe.

Muskeln:             Zehenstrecker; der Patient kann nicht auf der Ferse stehen.
                     ASR und PSR normal.

Ⓐ **MANGELERNÄHRUNG**, besonders wenn Vitamin $B_1$, $B_2$, $B_6$, $B_{12}$ betroffen ist, schädigt periphere Nerven

Ein **VITAMIN-B$_1$-MANGEL** heißt **BERI-BERI** und kommt bei

- Unterernährung und
- chron. Alkoholismus vor.

Ein kombinierte Mangel an **VITAMIN B$_2$, B$_6$** und **NIACIN** führt zur **PELLAGRA**.

☞ Es kommt sowohl zu einer Polyneuropathie als auch zu zentralen Symptomen, wie

- Depression,
- Manie,
- Agitiertheit.

Vitamin B$_{12}$ wird für die DNA-Synthese benötigt und für die **MYELINBILDUNG**.

▼ Hohe Dosen an Vitamin C vermindern die Resorptionsrate für Vit. B$_{12}$!

Ⓑ Der **DIABETES MELLITUS** als Verursacher von Polyneuropathien ist schon klassisch:

- burning feet,
- Wadenkrämpfe,
- vermindertes Vibrationsempfinden etc.

Ⓓ  Der **CHRONISCHE ALKOHOLABUSUS** führt zu Vitaminmangelzuständen; der Abbau von Alkohol „verbraucht" quasi Vitamine.

Betroffen sind die Gruppen $B_1$, $B_2$, Niacin, $B_6$, Folsäure. Es kommt zu einer

- **POLYNEUROPATHIE** und zu einem
- **ORGANISCHEN PSYCHOSYNDROM.**

📖 siehe Amtsarztfragen **PSYCHIATRIE**

Ⓔ  Die **PERNIZIÖSE ANÄMIE** entsteht z. B. aufgrund einer chronischen Gastritis. Hier fehlt der **INTRINSIC-FACTOR**, ein Molekül, das für die Resorption des Vitamin $B_{12}$ aus der Nahrung unerläßlich ist.

☞ Die Perniziosa ist also eine Erkrankung, bei der es aufgrund einer Veränderung im **MAGEN** zu einem Vitamin $B_{12}$-Mangel kommt.

Vitamin $B_{12}$ ist notwendig für die Synthese der Myelinscheiden der Nerven; daher kann die Perniziosa mit einer Polyneuropathie oder anderen Nervenfunktionsstörungen (*Blindheit*) einhergehen.

📖 siehe **AMTSARZTFRAGEN VERDAUUNGSORGANE.**

**32) Ordnen Sie zu:**

**A)**   schlaffe Lähmung
**B)**   spastische Lähmung

**1)**   Hyporeflexie
**2)**   Hyperreflexie

**Antwort:**

☒ Ⓐ ①
☒ Ⓑ ②

Ⓐ Eine **SCHLAFFE LÄHMUNG** entsteht, wenn **VORDERHORNZELLEN** oder deren **NEURONE** geschädigt worden sind.

Bei einer schlaffen Lähmung werden also Nervenimpulse nicht mehr an den Skelettmuskel weitergeleitet.

Diejenigen Skelettmuskelfasern, die von dem Ausfall betroffen sind, **ATROPHIEREN**.

☞ Da aber ein Skelettmuskel mehrere motorische Einheiten besitzt, können, bei nur mittelgradiger Schädigung, die noch intakten motorischen Einheiten hypertrophieren und der betreffende Skelettmuskel wird **NICHT GANZ FUNKTIONSLOS**.

Wenn Sie, im Rahmen einer neurologischen Funktionsprüfung die **REFLEXE** testen, kommt es nur beim Ausfall von sehr vielen Neuronen oder motorischen Vorderhornzellen zu einer

⟶ **ARREFLEXIE**.

Wenn noch einige wenige motorische Einheiten funktionieren, kommt es nur zu einer Verminderung der Reflexantwort, zu einer

⟶ **HYPOREFLEXIE**.

☀ Bei einer schlaffen Lähmung sind aber nicht nur die **EIGENREFLEXE**, sondern auch die **FREMD-REFLEXE** abgeschwächt. **PATHOLOGISCHE REFLEXE** können ebenfalls nicht auftreten, da das motorischen Vorderhorn ja die gemeinsame Endstrecke aller Reflexe und Muskelinnervationsmuster ist.

Ⓑ Eine **SPASTISCHE LÄHMUNG** entsteht durch ein Ungleichgewicht der motorischen Zentren in Gehirn.

☀ Das α–**MOTONEURON** des **VORDERHORNS** des Rückenmarks bekommt unter anderem vom

- Gyrus präcentralis (*Pyramidenbahn*), vom
- Nucleus ruber (*Extrapyramidalbahn*) und vom
- Kleinhirn

Impulse, die die Eigenaktivität des α-Motoneurons modifizieren.

Wenn die **PYRAMIDENBAHN** und die **EXTRAPYRAMIDALBAHN** geschädigt ist, zum Beispiel durch eine Blutung in die **CAPSULA INTERNA**, bleibt die **KLEINHIRNBAHN** als dominierende zentrale Bahn übrig.

Eine Kleinhirninnervation nennt man **SPASTIK**. Bei der Spastik haben alle Muskeln, die der Schwerkraft entgegengerichtet sind, einen erhöhten Tonus.

Bei der neurologischen Funktionsprüfung erhält man eine vermehrte Reflexantwort (*Eigenreflexe*), ...

   ➠ die **HYPERREFLEXIE**.

Bei der Spastik sind die **FREMDREFLEXE** abgeschwächt.

**33) Welche Aussage ist richtig?**

Eine zentrale Massenblutung ist am unwahrscheinlichsten bei ...

A)      Arteriosklerose mit arterieller Hypertonie
B)      einem Angiom
C)      einem Glioblastom
D)      einem Aneurysma einer basalen Hirnarterie
E)      einer Meningoencephalitis

## Antwort:

☒ Lösung Ⓔ

*Gehen wir logisch vor:*

Eine **MASSENBLUTUNG** kann entstehen, wenn Gefäße zerreißen - *also müssen wir hier überlegen, wann Gehirngefäße reißen können.*

Ⓐ **ARTERIOSKLEROSE** der Hirngefäße auf dem Boden eines **HYPERTONUS** ist die klassische Ursache für einen Hirnschlag, einen **APOPLEX.**

📖 siehe Amtsarztfragen **HERZ/KREISLAUF KLINIK**

📖 Wenn Sie sich an die Amtsarztfragen **HERZ/KREISLAUF** erinnern, dann wissen Sie noch: Arteriosklerose ist eine *„multifaktorielle"* Erscheinung, d. h. es gibt immer **mehrere** Ursachen, die zusammentreffen müssen, daß sich die Gefäßwand im Sinne einer Arteriosklerose verändert.

☞ ● Wenn der **HYPERTONUS** im Vordergrund steht, kommt es überzufällig häufig zu einem **SCHLAGANFALL,**

☞ ● wenn die **HYPERCHOLESTERINÄMIE** im Vordergrund steht, kommt es oft zu einem **HERZINFARKT,**

☞ ● beim **NIKOTINABUSUS** erwirbt man sich den **GLIEDMASSENVERSCHLUSS.**

Ⓑ Ein **ANGIOM** ist eine Gefäßmißbildung; oft ein Knäuel von Kapillarschlingen. Kapillarschlingen sind nicht besonders widerstandsfähig, es kann auch schon bei leichteren Schädeltraumata zu einer **BLUTUNG** kommen.

Ⓒ   Ein **GLIOBLASTOM** ist ein bösartiger Tumor des Gehirns, bei dem Gliazellen entarten. Jeder Krebs-
tumor kann Substanzen (*Hormone*) synthetisieren, die das Wachstum von Gefäßen in seinem Einzugsbe-
reich ganz gewaltig anregen. Diese neuen Tumorgefäße sind aber rigide, verletzlich und reißen leicht.

☞   Oft macht sich ein Glioblastom erst durch die Symptome einer **HIRNBLUTUNG** bemerkbar.

Ⓓ   Ein **ANEURYSMA** des Circulus arteriosus Willisi ist meistens **ANGEBOREN**. Bei starkem Bluthoch-
druck oder sonstigen ungünstigen Umständen kann es reißen und zur **SUBARACHNOIDALBLUTUNG**
führen.

☞   Symptome sind der

- plötzlich einsetzende starke **KOPFSCHMERZ** mit starken vegetativen Begleit-
  symptomen (*Erbrechen, Schweißausbrüche, Blutdruckveränderungen, Temperaturschwankungen etc.*), sowie

- Symptome seitens des III. Hirnnerven (*Augenmuskellähmungen, einseitig*) und des
  N. opticus.

Ⓔ   Eine **MENINGOENCEPHALITIS** ist „*nur*" eine Entzündung der Hirnhäute und des Gehirngewebes.
Pathophysiologisch kommt es zu einer normalen Entzündungsreaktion: die Gefäße werden durchlässiger,
der Blutstrom wird im Entzündungsgebiet langsamer, es kommt zu einem vermehrten Stoffaustausch zwischen Blut und Gewebe.

☞ Gefäße reißen bei einer normalen Entzündungsreaktion aber nicht!

**34) Welche Aussage ist richtig?**

Eine typische Komplikation bei offenen Hirnverletzungen ist:

A)   Querschnittslähmung
B)   epidurales Hämatom
C)   Einklemmung in das Foramen occipitale magnum
D)   Hydrocephalus internus
E)   eitrige Leptomeningitis.

## Antwort:

**[✗]** Antwort Ⓔ

Unter einer **OFFENEN HIRNVERLETZUNG** versteht man eine Verletzung, bei der die **DURA ER-ÖFFNET** ist. Bei offenen Hirnverletzungen kann es auch zu einem Substanzverlust von Hirngewebe kommen.

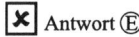 Beachten Sie: eine **BEWUSSTLOSIGKEIT** ist Zeichen einer diffusen Funktionsstörung der Hirnrinde. Bewußtlosigkeit kann auftreten bei

- Durchblutungsstörungen, bei
- Stoffwechselstörungen oder
- bei Druckerhöhungen im Liquorraum, wobei Zellen der Hirnrinde gegen die Dura und/oder die Schädelkapsel gedrückt werden.

Bei offenen Hirnverletzungen ist dieser Druck nicht gegeben; es muß also hier **KEINE BEWUSST-LOSIGKEIT** auftreten.

Ⓔ Bei offenen Hirnverletzungen, bei Eröffnung der Dura, kommt jedoch das Hirngewebe sowie die Hirnhäute mit der Außenwelt und mit ihren **BAKTERIEN** in Kontakt.
Bei offenen Hirnverletzungen kommt es daher fast immer zu einer **EITRIGEN MENINGITIS**; in ungünstigen Fällen kann sich sogar noch eine **HIRNPHLEGMONE** ausbilden.

Spätfolgen eines solchen Geschehens sind Gliaveränderungen, die oft zu einer **EPILEPSIE** führen.

Eine offene Hirnverletzungen muß daher schnellstens zum Neurochirurgen.

Ⓐ   Eine **QUERSCHNITTSLÄHMUNG** entsteht bei Traumata des Rückenmarks und der Wirbelsäule. Es kann sich um einen Unfall oder um einen Tumor handeln.

Bei einer Querschnittslähmung sind **AUF HÖHE DER SCHÄDIGUNGEN** die Nervenzellen des Rückenmarks funktionslos; die **REFLEXE** der betreffenden Muskeln sind daher **ERLOSCHEN**.

- **Oberhalb** der Querschnittslähmung sind alle Reflexe und die Sensibilität normal;
- **unterhalb** der Schädigungen kommt es zur **SPINALEN AUTOMATIE**.

Es können sich spinale Reflexbögen so verselbständigen, daß die Muskeln unterhalb der Schädigungen **BEUGE-UND STRECKSYNERGIEN** aufweisen können.

Für die Gebiete unterhalb der Schädigungen besteht natürlich

- eine **ANALGESIE** (*Schmerzunempfindlichkeit*) und
- eine **ANÄSTHESIE** (*Berührungsunempfindlichkeit*).

Da es sich funktionell um eine doppelseitige zentrale Lähmung handelt, sind unterhalb der Schädigung **PATHOLOGISCHE REFLEXE** auszulösen (*Babinski-Reflex*).

Auch die **VEGETATIVEN ZENTREN** unterhalb der Schädigung machen was sie wollen:

- Bei einer Schädigungen oberhalb von $Th_{12}$ kommt es beispielsweise zu einer **HYPERTONEN BLASE**, die sich in kleinen Fraktionen häufig und selbständig entleert.
- Bei einer Schädigung im Sacralbereich des Rückenmarks kommt es zu einer **ÜBERLAUFBLASE**, mit insgesamt vermindertem Tonus und Restharnbildung. Hier entwickeln sich oft Infektionen!

Ⓑ   Ein **EPIDURALES HÄMATOM** entsteht durch eine **EINBLUTUNG AUF DIE DURA**.

📖   Werfen sie einen Blick in den Anatomieatlas: im Schädelbereich befinden sich zwischen Knochen und Dura **GEFÄSSE**, die, im Gegensatz zu den Rückenmarksgefäßen, nicht durch Fettgewebe abgepolstert sind.

Bei einem Sturz auf die Seite des Kopfes kann es zu einer Zerreißung dieser Gefäße kommen. Wenn die **SCHÄDELKAPSEL GESCHLOSSEN** ist, kann es nach einem kleinen **FREIEN INTERVALL** von Minuten bis zu wenigen Stunden zu Kompressionssyndromen des Gehirnes kommen:

- **BEWUSSTSEINSSTÖRUNGEN**,
- kontralaterale **HEMIPARESE** (*Lähmung der gegenüberliegenden Körperseite*) und eine
- ipsilaterale (*gleichseitige*) **WEITE PUPILLE** durch Lähmung der parasympathische Fasern des Nervus oculomotorius.

Das epidurale Hämatom muß natürlich schnell operiert werden.

Ⓒ  Eine **EINKLEMMUNG DES HIRNSTAMMS** in das Foramen occipitale magnum kommt durch eine
**DRUCKERHÖHUNG IN DER SCHÄDELKAPSEL** zustande.
Auch hier gilt: wenn die Schädelkapsel intakt ist, kann sich der Druck aufbauen; bei einer offenen Hirn-
verletzungen ist das in aller Regel **NICHT** der Fall.

🦎 Eine Einklemmung des Hirnstamms in das Foramen occipitale magnum ist meist eine letale Geschichte:
es werden hier die vegetativen Zentren (*Atemzentrum, Kreislaufzentrum, etc.*) eingeklemmt und damit
funktionell ausgeschaltet.

Zu einer Einklemmung des Hirnstamm kommt es durch Raumforderungen (*Tumore, Ödeme*) im Mittelhirn oder im Hirnstamm selbst.

Ⓓ  Ein **HYDROCEPHALUS INTERNUS** entsteht durch eine Abflußstörungen aus den Ventrikeln.
Beim Hydrocephalus internus sind die Foramina im **4. VENTRIKEL**, aus denen der Liquor normalerweise aus dem Ventrikelsystem nach außen fließt, verklebt.

Verklebungen können

- nach einer Meningoencephalitis auftreten,
- bei einem Tumor;
- den Hydrocephalus gibt's aber auch als angeborene Fehlbildung.

☞ Klinische Erscheinungen können sein:

- Gangunsicherheit,
- Blaseninkontinenz und
- eine organische Wesensänderung mit deutlichen Leistungsabfall.

🐦 Bei einem Hydrocephalus internus kann man **OPERATIV** den Liquor mittels eine Drainage mit Ventil in
die Vena jugularis ableiten.

**35) Welche Aussage ist richtig?**

Unter einer Entmarkungskrankheit versteht man

A)      eine akute Knochenmarksinsuffizienz
B)      eine Erkrankung der weißen Substanz in Gehirn und Rückenmark
C)      eine Erkrankung des Nebennierenmarks
D)      altersbedingte Knochenmarksinsuffizienz
E)      keine Aussage trifft zu.

## Antwort:

☒ Lösung Ⓑ

*Zur Abwechslung wieder mal was Leichtes.*

Ⓑ Mit „ENTMARKUNGSKRANKHEIT" ist natürlich die **ENCEPHALITIS DISSEMINATA**, die **MULTIPLE SKLEROSE**, gemeint.
Die Multiple Sklerose ist eine Erkrankung, die mit einem Abbau der weißen Substanz einher geht.

🦴 Diese Abbauherde sind z. B. im Kernspin gut darzustellen.

🔆 Die **WEISSE SUBSTANZ** ist deshalb weiß, weil sie viel **FETT** enthält

        ➠ das Fett der Hüllzellen der Neurone.

Im **ZNS** heißen diese Hüllzellen             ● **GLIAZELLEN**,
im Bereich der **PERIPHEREN NERVEN** heißen sie    ● **SCHWANN'SCHE ZELLEN**.

📖 siehe **AMTSARZTFRAGEN NERVENSYSTEM VORKLINIK.**

Neuriten ohne Hüllzellen funktionieren nicht mehr, daher geht die MS mit einer Vielzahl von unterschiedlichen Symptomen einher, je nachdem, wo sich der Entmarkungsherd befindet.

☞ Verdächtig auf **MS** sind:

         ● Retrobulbärneuritis (*Befall des N. opticus*),
         ● abgeschwächte Bauchhautreflexe (*als Zeichen der „Kommunikationsstörung von Rückenmarkszellen*) und
         ● Kleinhirnsymptome (*Intensionstremor, skandierende Sprache, Nystagmus*).

☞ Prinzipiell sind aber alle **ASYMMETRISCHEN NEUROLOGISCHEN AUFFÄLLIGKEITEN** verdächtig auf MS!

Ⓐ Ⓓ    Eine **KNOCHENMARKSINSUFFIZIENZ** kann bei einer Leukose oder bei Tumoren (*Metastasen*) auftreten.

Eine Knochenmarksinsuffizienz ist gekennzeichnet durch

- eine Anämie (*Hb unter 14 g % beim Mann, unter 12,5 g% bei der Frau*),durch
- eine Leukopenie (*Leukos unter 4000*) und durch
- eine Thrombopenie (*Thrombos unter 130.000*).

☞ Klinisch kann

- Müdigkeit,
- Schwindel,
- Schwäche,
- erhöhte Infektanfälligkeit und
- Haut- und Schleimhautblutungen auftreten.

Ⓒ    Eine Erkrankung des **NEBENNIERENMARKS** könnte z. B. ein **PHÄOCHROMOZYTOM** sein, ein Tumor, der mit Blutdruckkrisen einhergeht.

⇄ Der Tumor produziert Katecholamine (*Adrenalin, Noradrenalin*); sie sind durch eine Erhöhung der **VANILLINMANDELSÄURE** im 24-Stunden-Sammelurin nachweisbar.

📖 **siehe AMTSARZTFRAGEN HORMONSYSTEM.**

*Das war's zum Aufbauen - jetzt weiter im Text:*

**36)**Ein 65 jähriger Patient kommt zum Ihnen in Begleitung seiner Frau. Er wirkt unsicher, aber freundlich, und antwortet sehr zögernd, langsam und knapp auf ihre Fragen.

Seine Frau redet dafür umso mehr. Sie erzählt, daß ihr Mann in den letzten Jahren zunehmend Kopfweh gehabt habe und vergeßlich geworden sei; seit Anfang des Jahres rutsche er in eine depressive Verstimmung hinein.

**Welche Aussage ist richtig?**

**A)**    Eine Paartherapie ist hier am erfolgversprechendsten.

**B)**    Es handelt sich wohl um eine endogene Depression (*Spätdepression*).

**C)**    Bei der neurologischen Untersuchung erwarten sie Reflexdifferenzen.

**D)**    Es könnte sich um eine Kleinhirnschädigung handeln.

**E)**    Höchstwahrscheinlich liegt ein Glioblastom vor.

## Antwort:

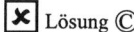 Lösung ©

*Eigentlich war in der Frage alles drin, was sie brauchen.*

Ihr Patient ist in

- fortgeschrittenem Alter, klagt über
- diffuses Kopfweh, über
- Vergeßlichkeit und weist eine
- traurige Verstimmung auf.

● **VERGESSLICHKEIT** ist auf ein Hinweis auf eine **DIFFUSE SCHÄDIGUNG DER HIRNRINDE** *(siehe Konzentrationsstörung!)*. Wir brauchen also eine Erkrankung, die eine diffuse Schädigung der Rinden-zellen hervorruft und deren Leitsymptom die Vergeßlichkeit bei erhaltener „ sozialen Fassade" ist:

➠ der **MORBUS ALZHEIMER.**

Der Morbus Alzheimer tritt zwischen dem 50. und 80. Lebensjahr auf und führt innerhalb von wenigen Jahren zu einer schweren **DEMENZ.**

**FRÜHSYMPTOME** sind

- Kopfschmerzen,
- Schwindelanfälle,
- Leistungsabfall;

später kommt die

- charakteristische Vergeßlichkeit hinzu.

Die Patienten verlieren den Überblick und weisen Orientierungsstörungen auf.

Sie ermüdet rasch und zeigen eine ratlos-traurige Verstimmung.

Durch den Zerfall von Rindenzellen kommt es zu einem **VERLUST DER SPRACHE**, so daß die Patienten im Spätstadium zu keiner Kommunikation mehr fähig sind.

Ⓒ Da Nervenzellen zugrunde gehen, bilden sich auch **REFLEXDIFFERENZEN** heraus.
Wenn die Pyramidenbahn und die Extrapyramidalbahn geschädigt ist, kommt es zu einer Spastik mit verstärkten Reflexen.

*Falls Sie hier auf eine diffuse Hirnschädigung auf arteriosklerotischer Basis getippt haben, haben sie übersehen, daß die **ALZHEIMER-PATIENTEN** in aller Regel **freundlich**, und **kindisch/kindlich** sind, während sich die **ARTERIOSKLEROSEPATIENTEN** in aller Regel **mürrisch** und **abweisend** verhalten.*

Ⓐ *Hier haben Sie der Ehefrau aber Unrecht getan: der Morbus Alzheimer entwickelt sich langsam, so daß sich die Struktur einer Zweierbeziehung durchaus anpassen kann.*

Alzheimerpatienten brauchen Partner, die für sie Entscheidungen treffen!

Ⓑ Eine **ENDOGENE DEPRESSION** kann sich zwar auch über sehr lange Zeit entwickeln, die Patienten werden aber in aller Regel nicht als freundlich empfunden.
Der Depressive zieht sich zurück; er ist hauptsächlich durch das „ Gefühl der Gefühllosigkeit " gekennzeichnet. Außerdem gehört zur endogene Depression das

➡ **MORGENTIEF.**

**siehe AMTSARZTFRAGEN PSYCHIATRIE**

Ⓓ  Eine Kleinhirnschädigung geht mit der **CHARCOT'SCHEN TRIAS** einher:

- Nystagmus,
- skandierende Sprache,
- Intensionstremor.

Diese Trias hat mit unserem Patienten hier überhaupt nichts zu tun.

📖 *Wenn sie diese Frage Antwort angekreuzt haben, lesen Sie schnell noch mal die **Frage # 8** durch!*

Ⓔ  Ein **GLIOBLASTOM** ist ein bösartiger Tumor, der meistens im Großhirn auftritt.

☞ Er ist gekennzeichnet durch ein rasches Wachstum und macht sich meistens durch eine **APOPLEX-SYMPTOMATIK** bemerkbar. Die Patienten haben also außer Kopfschmerzen eine deutliche Halbseitensymptomatik, die innerhalb von Monaten zunimmt.

37) Welche Aussage/n ist/sind richtig?

Mögliche Komplikationen einer offenen Hirnverletzung sind:

**a)** Hirnabszeß
**b)** Liquorfistel
**c)** Meningitis
**d)** epidurales Hämatom
**e)** Epilepsie

**A)** Alle Aussagen sind richtig.
**B)** Nur Aussagen a, b, c und e sind richtig.
**C)** Nur Aussagen a, c und d sind richtig.
**D)** Nur Aussagen b, c, d und e sind richtig.
**E)** Nur Aussagen a, b und e sind richtig.

## Antwort:

**☒** Lösung Ⓑ

Von einer **OFFENEN HIRNVERLETZUNG** spricht man, wenn die **DURA ERÖFFNET** worden ist.

„Vorteil":              ➠   es kann sich jetzt kein Kompressionssyndrom entwickeln

„Nachteil":           ➠   Keime können (*und werden*) in den Liquorraum eindringen.

ⓐ   Ein **HIRNABSZESS** ist eine Eiterung im Gehirn selbst.

🐾   Es kommt immer zu einer **DEFEKTHEILUNG**, d. h. es entstehen entweder Herdsymptome mit dem Ausfall bestimmter Zentren oder es entstehen neurologische Allgemeinsymptome mit Konzentrationsstörungen, Leistungseinbußen, Persönlichkeitsveränderungen und auch einer **EPILEPSIE** als Zeichen einer diffusen Störung der Gliazellen.

ⓑ   Eine **LIQUORFISTEL** ist eine Öffnung in der Dura, durch die Liquor nach außen ausfließen kann. So etwas kann z. B. beim **SCHÄDELBASISBRUCH** entstehen, wenn die scharfen Knochenkanten der Schädelknochen die Dura schädigen. Liquor kann beim vorderen Schädelbasisbruch aus der **NASE** austreten oder bei einer Felsenbeinfraktur aus dem **OHR** auslaufen.

🔈   Liquor ist von Nasensekret o. ä. dadurch zu unterscheiden, daß Liquor **GLUCOSE** enthält!

Wenn Liquor nach außen gelangen kann, können selbstverständlich Bakterien den umgekehrten Weg nehmen.

▽   Jede Liquorfistel ist eine potentielle Quelle für eine **MENINGITIS**.

ⓒ  Eine **MENINGITIS** ist eine Entzündung der Hirnhäute - genau das, was praktisch immer aus einer offenen Hirnverletzung resultiert.

☞  *Wissen Sie noch die hauptsächlichen Meningitiszeichen?*

- Nackensteife,
- Kopfschmerzen,
- Erbrechen.

ⓓ  Das **EPIDURALE HÄMATOM**, die Blutung auf die Dura, findet immer in einem **ABGESCHLOSSENEN RAUM** statt:

➠  im Fall der offenen Schädel-Hirn-Verletzung würde das Blut bei einer Ruptur der Schädelarterie einfach nach außen abfließen. Es würde sich weder ein Hämatom noch ein Kompressionssyndrom entwickeln.

ⓔ  Eine **EPILEPSIE** als Zeichen der diffusen Schädigung des Großhirns entwickelt sich in unserem Fall z. B. nach einer **ENCEPHALITIS**, nach einem Hirnabszeß.

☞ Merken Sie sich einfach: wenn viele Gliazellen geschädigt worden sind, kann eine **EPILEPSIE** resultieren.

38) Welche Aussage/n ist/sind richtig?

Initialsymptome einer Meningitis sind:

a)    Kopfschmerzen
b)    Nackensteifigkeit
c)    Bewußtlosigkeit
d)    pathologische Reflexe
e)    Erbrechen


A)    Alle Aussagen sind richtig.
B)    Nur Aussagen b, d und e sind richtig.
C)    Nur Aussagen b, c, und d sind richtig.
D)    Nur Aussagen a, b, c und e sind richtig.
E)    Nur Aussagen a, b und e sind richtig.

**Antwort:**

☒ Lösung Ⓔ

Eine **MENINGITIS** kann weist auf eine Reizung der Hirnhäute hin. Sie kann entstehen bei

- einem Tumor, einer
- Infektion oder bei
- einer Blutung.

☞ Zu den klinischen Erscheinungen gehören:

ⓐ ⇒ Kopfschmerzen.

Die Kopfschmerzen werden oft in den **HINTERKOPF** lokalisiert. Der Schmerz kann in Nacken und Schultern ausstrahlen und sogar bis in die Beine gehen.

ⓑ Sichtbar wird das Schmerzsyndrom durch stark angespannte **NACKENMUSKELN** (*Opisthotonus*).

Die Verspannung der Muskulatur testet man durch Anheben des Kopfes beim liegenden Patienten. Durch die angespannten Halsmuskulatur ist es nicht möglich, den Kopf so zu beugen, daß das Kinn das Brustbein berührt (*NACKENSTEIFIGKEIT*).

ⓔ Weiterhin bestehen bei einer so schweren Erkrankung wie einer Meningitis deutliche **VEGETATIVE ZEICHEN.**

- Typisch ist ein hartnäckiges **ERBRECHEN.**

- In schweren Fällen kommt noch eine **BRADYKARDIE** hinzu.

- Eine Untersuchung eines meningitischen Patienten wird auch dadurch erschwert, daß die Haut überempfindlich ist (*HYPERÄSTHESIEN*).

Weitere Zeichen bei einer Reizung der Hirn-und Rückenmarkshäute sind das

- **BRUDZINSKI**- und das
- **KERNIG-ZEICHEN.**

- Beim **BRUDZINSKI-ZEICHEN** kommt es beim Prüfen der Nackensteifigkeit zu einem **REFLEKTO-RISCHEN ANZIEHEN DER BEINE.**

- Beim **KERNIG-ZEICHEN** streckt man den gebeugten Unterschenkel. Bei einem meningealen Syndrom tritt heftiger **REFLEKTORISCHER WIDERSTAND** auf.

- In die selbe Rubrik fällt das Zeichen nach **LASÈGUE**: der Patient zeigt einen Nervendehnungsschmerz mit Kreuzschmerzen beim passiv angehobenen Bein.

  Der Lasègue ist aber ein Hinweis auf eine Reizung der **RÜCKENMARKSHÄUTE.**

© Erst bei sehr schwerer Meningitis tritt eine **BEWUSSTLOSIGKEIT** auf.

Diese Bewußtlosigkeit ist bereits ein Zeichen einer **ENCEPHALITIS**, also einer Beteiligung des Gehirns. In diesem Stadium treten auch

- Illusionen,
- Halluzinationen und
- Delirien auf.

ⓓ Veränderte **REFLEXE**, insbesondere pathologische Reflexe, wie der Babinski-Reflex, weisen auf eine Schädigung der **PYRAMIDENBAHN** hin.

Pyramidenbahnschädigungen gehören ebenfalls zu einer **ENCEPHALITITS**, nicht zu einer Meningitis.

**39)** Ein Patient kommt mit nächtlichen Schmerzen in der Hand, die sich auf Reiben und Schütteln der Hand bessern.
Besonders die Finger I bis III sind betroffen. Ihr Patient ist seit ca. 15 Jahren in Behandlung wegen einer rheumatoiden Arthritis.

**Welche Aussage ist richtig?**

A)   Es handelt sich am ehesten um ein Medianus-Kompressionssyndrom.

B)   Es handelt sich am ehesten um ein Ulnaris-Kompressionssyndrom.

C)   Es handelt sich wohl um einen M. Raynaud.

D)   Es handelt sich wahrscheinlich um ein HWS-Wurzelsyndrom.

E)   Keine der obigen Aussagen ist richtig.

**Antwort:**

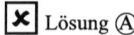 Lösung Ⓐ

Ⓐ **PARÄSTHESIEN** des Daumens, Zeigefingers und des Mittelfingers deuten auf den **N. MEDIANUS** hin.

Dieser Nerv innerviert sensibel die Finger I, II, III, sowie die radiale Seite des Ringfingers.

Motorisch ist der N. medianus für die Muskulatur des **DAUMENBALLENS** und die **BEUGER** am Unterarm verantwortlich.

Der N. medianus kann in seinem Verlauf unter dem **LIGAMENTUM CARPI TRANSVERSUM** im Bereich der Handwurzelknochen geschädigt werden.

Das Band verläuft quer über die Handwurzelknochen und formt so einen Kanal

      ➡ den **KARPALTUNNEL**.

Bei        ● Ödemen

                ● Schwangerschaft und/oder

        ● Bindegewebsvermehrung

                ● **RHEUMA**,

                ● Akromegalie,

                ● Myxödem

in diesem Bereich kann der Nerv komprimiert werden.

☞ Gemeinerweise führt der N. medianus viele **VEGETATIVE FASERN**:

● die Erkrankung beginnt daher mit **KRIBBELPARÄSTHESIEN** und **BRENNENDEN SCHMER-ZEN.**
Wenn ein Ödem die Ursache ist (*und das ist es meistens*), treten diese Schmerzen **NACHTS** auf, während die Hand ruhig gehalten wird. Die Patienten wachen vor Schmerzen auf; Bewegungen helfen, das Ödem zu resorbieren und lindern damit die Schmerzen.

● Später kommen Symptome der muskulären Schwäche hinzu: den Patienten/innen fallen z. B. Nähnadeln aus der Hand (***DAUMENBALLENSCHWÄCHE;*** *M. opponens und abductor pollicis brevis*); später werden die Gegenstände, die fallen, immer größer (*Gläser*).

In diesem Stadium ist eine **ATROPHIE** der Muskulatur sichtbar: an der Volarseite (*Hohlhandseite*) ist der Daumenballen einseitig abgeflacht, an der Dorsalseite der Hand ist der Zwischenraum zwischen Daumen und Zeigefinger eingefallen.

Typische Prüfung: der Patient kann den Daumen nicht mehr fest auf Kuppe des Kleinfingers drücken; der Untersucher kann diese Daumen-Kleinfinger-Zange ohne Probleme öffnen.

Ⓑ Eine **ULNARISLÄHMUNG** kann durch Frakturen oder Degenerationen im Bereich des **ELLENBOGENS** hervorgerufen werden.

Der Ulnaris innerviert sensibel den **KLEINEN FINGER** und die ulnare Seite des Ringfingers, motorisch die **KLEINEN HANDMUSKELN**. Die Zwischenräume zwischen den Mittelhandknochen sind eingesunken und es entsteht eine Streckung im Grundgelenk und eine Beugung in den Mittel- und Endgelenken

➠ die **KRALLENHAND.**

Ⓒ Der M. **RAYNAUD** ist eine „Angioneurose", eine fehlerhafte Innervation der Fingerarterien. Es kommt unter dem Einfluß von **KÄLTE** zu einem **SPASMUS DER ARTERIEN**, worauf die Finger nacheinander weiß, blau und, beim Wiedereinsetzen der Durchblutung, rot werden.

☞ Ein Raynaud-Syndrom kann zwar auch bei Rheuma auftreten, geht aber nicht mit nächtlichen Parästhesien einher, die sich bei Bewegung der Hände bessern.

Ⓓ Ein **HWS-WURZELKOMPRESSIONSSYNDROM** ist durch Schmerzen im Nacken- und Schulterbereich gekennzeichnet, sowie durch radikuläre Schmerzen der Arme.

Die Schmerzen treten in der Regel **MORGENS**, nach dem Aufwachen auf (*Verschiebung der Bandscheiben*) und können sich bis zur Migräne steigern. Auch **OHRGERÄUSCHE** können dabei auftreten.

Bei Wurzelsyndromen werden stechende, ziehende Schmerzen im Bereich einer Wurzel ($C_6$, $C_7$, $C_8$) angegeben:

- $C_6$ zieht zur Radialseite der Hand,
- $C_7$ betrifft in etwa das Gebiet des Mittelfingers,
- $C_8$ versorgt die Kleinfingerseite der Hand.

Die Sensibilität in diesen Gebieten ist deutlich vermindert; die Motorik der einzelnen Finger kann ebenfalls beeinträchtigt sein.

40) Wochen nach einem Schädel-Hirn-Trauma wird ein Mensch zunehmend bewußtseins-
getrübt.

**Folgende Ursache ist am wahrscheinlichsten:**

A)  generalisierter Krampfanfall
B)  Hydrocephalus internus
C)  Schmerzmittelabusus
D)  subdurale Blutung
E)  Meningitis

**Antwort:**

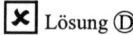 Lösung ⒟

Ein **SCHÄDEL-HIRN-TRAUMA** kann auf mehreren Ebenen Ärger machen:

● Bei einer **OFFENEN SCHÄDELVERLETZUNG** entsteht eine **INFEKTION**; bei einer Beteiligung des Hirngewebes kann als Folgeschaden eine

    ● Epilepsie,
    ● Herdsymptome und/oder
    ● Persönlichkeitsveränderungen auftreten.

● Es kann jedoch auch zu **KOMPRESSIONSSYNDROMEN** kommen:

    ○ bei einer Ruptur einer **ARTERIE** zwischen Schädelknochen und Dura entsteht eine **EPIDURALE BLUTUNG**.

    ☞ Das klinische Erscheinungsbild kann einem sog. **FREIEN INTERVALL** entsprechen: direkt, im Anschluß an das Trauma merkt der Patient nichts Auffälliges, erst, wenn das Hämatom groß genug geworden ist, um als Raumforderung das Gehirn komprimieren zu können, entsteht eine **BEWUSSTSEINSTRÜBUNG**.

    ☞ Das epidurale Hämatom ist auch der Grund, warum Patienten mit einem Schädeltrauma am besten 24 Stunden unter Beobachtung bleiben.

    ☞ Das Hämatom muß schnellstens operativ ausgeräumt werden.

Ⓓ  ○  Das **SUBDURALE HÄMATOM** ist etwas Ähnliches, nur handelt es sich hierbei um Einrisse der **BRÜCKENVENEN**. Die Brückenvenen ziehen von der Gehirnoberfläche zu den Sinus der Dura.

Eine venöse Blutung ist viel **LANGSAMER**, und die Brückenvenen sind kleine Venen.

Es kann bei dieser venösen Sickerblutung unter Umständen erst **MONATE** nach einem Trauma zu unspezifischen Hirnrindenzeichen kommen:

- Konzentrationsstörungen,
- zunehmende Kopfschmerzen,
- Schwindel,
- psychische Veränderungen und eine
- allgemeine Gleichgültigkeit und Verlangsamung.

Mit zunehmender Ausbreitung kommt es zu einer, sich verstärkenden

- Bewußtseinstrübung.

☞ Damit keine Mißverständnisse auftreten: die Symptomatik, sowohl beim **EPIDURALEN** als auch beim **SUBDURALEN** Hämatom, kann sich auch ohne freies Intervall entwickeln!

☞ Falls aber ein **FREIES INTERVALL** auftritt, so bewegt sich das freie Intervall beim epiduralen Hämatom in der Größenordnung von Minuten bis Stunden, beim subduralen Hämatom kann es wirklich Wochen dauern, bis das Hämatom eine neurologische Symptomatik auslöst.

Ⓐ Ein **GENERALISIERTER KRAMPFANFALL** ist nicht einfach eine Bewußtlosigkeit, sondern geht mit dem

☞            ⮕ **INITIALSCHREI**

einher, bei dem der Patient stürzen und sich schwer verletzen kann, gefolgt von dem

⮕ **TONISCHEN KRAMPFSTADIUM.**

In diesem Krampfstadium sind die Beine gestreckt, das Gesicht wird erst weiß und dann zunehmend zyanotisch. Hierher gehört auch der **ZUNGENBISS**, der zu dem eindrucksvollem blutigem Schaum vor dem Mund führt.

Das tonische Stadium dauert einige Sekunden, solange, bis die Gehirnzellen nicht mehr genügend Sauerstoff zu Verfügung haben, um weiter zu feuern. Jetzt läßt der tonische Krampf nach, die Durchblutung wird wieder besser, die Nervenzellen nehmen ihre überschießende Tätigkeit wieder auf - der Wechsel von Tonus und Entspannung heißt

⮕ **KLONUS.**

Während dieser Entspannungsphasen verlieren auch die Sphincteren von Darm und Blase ihren Tonus - es kommt zur

⮕ **INKONTINENZ.**

Das klonische Stadium dauert 1 bis 2 Minuten, daran schließt sich der

⮕ **TERMINALSCHLAF** an.

Während dieser ganzen Zeit, ab Einsetzen des Initialschreis, ist der Patient **BEWUSSTLOS** und kann sich später an nichts mehr erinnern.

Der Terminalschlaf kann Stunden oder nur Minuten dauern; die Patienten erwachen total fertig. Eventuell brauchen die Patienten ein Zeitlang, um sich zu orientieren (*DÄMMERZUSTAND*).

Ⓑ   Der **HYDROCEPHALUS INTERNUS** entsteht aus einer Abflußstörung des Liquors.

Normalerweise wird der Liquor in allen 4 Ventrikeln gebildet; er fließt von den ersten beiden, den **SEITEN-VENTRIKELN**, über das Foramen Monroi in den **3. VENTRIKEL.**

Der 3. Ventrikel liegt im Zwischenhirn; seitlich befindet sich der Thalamus, darunter der Hypothalamus. Über das **AQUÄDUKT** des Mittelhirns geht's weiter bis zum **4. VENTRIKEL** unterm Kleinhirn.

Der 4. Ventrikel enthält 3 Löcher, aus denen der Liquor nach außen gelangen kann und sich im Subarachnoidalraum des Gehirns und des Rückenmarks verteilt.

Beim **HYDROCEPHALUS INTERNUS** liegt eine **ZIRKULATIONSSTÖRUNG INNERHALB DES GEHIRNS** vor. Es können z. B. aufgrund einer Entzündung die 3 Löcher des **4. VENTRIKELS** verklebt sein, oder er kann entstehen aufgrund einer angeborenen Engstelle im **AQUÄDUKT.**

☞ Zu den Symptomen gehören:

- Gangunsicherheit (*Kleinhirn - 4. Ventrikel!*),
- Blaseninkontinenz (*extrapyramidale Störung*) und eine
- organische Wesensänderung mit Demenz (*Rindenstörung durch den erhöhten Innendruck des Gehirns*).

Bei **NEUGEBORENEN** liegt eine etwas andere Symptomatik vor: da die Schädelnähte noch offen sind, stellt sich beim Hydrocephalus eine allgemeine Vergrößerung des Kopfes ein. Bei stark ausgeprägtem Hydrocephalus werden die Augäpfel nach unten gedrückt, so daß es aussieht, als ob sich die Augen (*die Kornea*) hinter dem Unterlid verstecken wollten - man spricht vom

➠ „SONNENUNTERGANGSPHÄNOMEN".

☺ Der Hydrocephalus wird **OPERIERT**; man leitet den Liquor in den rechten Vorhof des Herzens ab.

© Ein **MEDIKAMENTENABUSUS** kann alle möglichen neurologischen und psychiatrischen Symptome imitieren.

In unserem Fall ist jedoch eine Subduralblutung wahrscheinlicher.

Bei einem Medikamentenabusus steht die Bewußtseinstrübung nicht an vorderster Stelle; es treten

- diverse Schmerzen,
- Halluzinationen und
- internistische Symptome auf.

Ⓔ *Die **MENINGITIS** kennen Sie aber zwischenzeitlich:*

- Kopfschmerzen,
- Nackensteifigkeit,
- Erbrechen,
- Lichtscheu und, wenn Sie wollen, auch noch den
- Brudzinski und den
- Lasègue.

☞ Bewußtseinstrübung, Delirien, Halluzinationen und Wesensänderungen gehören bereits zu einer Komplikation der Meningitis, der **ENCEPHALITIS**.

**41) Welche Aussage ist falsch?**

Zu den klinischen Symptomen einer Meningitis können gehören:

**A)**    Bewußtseinstrübung
**B)**    Erbrechen
**C)**    Kopfschmerzen
**D)**    Risus sardonicus
**E)**    Nackensteife

## Antwort:

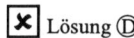 Lösung Ⓓ

*Ich denke, mit dieser Frage können wir das Kapitel Meningitis nun beenden.*

Ⓔ Das klassische **MENINGITISZEICHEN** ist die **NACKENSTEIFIGKEIT.**

● Bei einer Meningitis nimmt der Patient eine Schonhaltung ein, bei der die Nackenmuskeln stark verspannt sind.

● In der Extremform resultiert der **OPISTHOTONUS**, bei dem die Patienten mit nach hinten überstrecktem Kopf und angezogenen Beinen im Bett liegen.

Die Nackensteifigkeit prüft man, indem man am liegenden Patienten den Kopf nach vorne hebt. Bei einer meningealen Reizung ist dieses Procedere sehr schmerzhaft und es kommt reflektorisch zu deutlichen Muskelanspannungen.

Ⓒ **KOPFSCHMERZEN** sind ebenfalls ein klassisches Meningitis-Symptom; die Patienten klagen über zunehmende, dumpf drückende Kopfschmerzen, die im klassischen Fall in den Hinterkopf lokalisiert werden.

Ⓑ Da die Meningitis ein sehr dramatisches Krankheitsbild ist, ist es nicht verwunderlich, daß sich **VEGETATIVE REIZZEICHEN** ausbilden. Es kommt zu

● häufigem Erbrechen, zu
● einer Bradykardie und zu
● einem ausgeprägten Dermographismus.
*Oft ist die Haut der Patienten so berührungsempfindlich, daß eine Untersuchung nicht möglich ist.*

Ⓐ    Eine **BEWUSSTSEINSTRÜBUNG** ist bereits Hinweis auf eine Gehirnbeteiligung, eine

➠    **ENCEPHALITITS.**

Bei einem Übergreifen der Entzündung auf das Hirngewebe, trüben die Patienten zunehmend ein, es entwickeln sich Sinnestäuschung und Delirien.

Ⓓ    Der **RISUS SARDONICUS** gehört natürlich zu den Infektionskrankheiten, zum **TETANUS**.

Beim Tetanus entwickeln die Patienten unter anderem einen typischen „Schmollmund", eben den Risus sardonicus.

📖 **siehe AMTSARZTFRAGEN INFEKTIONSKRANKHEITEN**

42) Nennen Sie drei Ursachen für eine periphere Lähmung!

**Antwort:**

☒ Vitamin-B-$_{12}$-Mangel, Poliomyelitis, Diabetes mellitus.

Eine **PERIPHERE LÄHMUNG** geht mit einer **SCHLAFFEN MUSKELLÄHMUNG** einher.

Bei der Untersuchung fällt ein

- herabgesetzter **MUSKELTONUS** auf,
- alle **REFLEXE** sind vermindert und der
- Muskel zeigt eine deutliche **KRAFTMINDERUNG**.

Bei sehr ausgeprägten peripheren Lähmungen wird der Muskel **ATROPHISCH**, es sind überhaupt keine Reflexe mehr auslösbar, und der Muskel ist **PARALYTISCH** (*vollständig gelähmt*).

**URSACHE** einer solchen peripheren Lähmung ist entweder

- eine Schädigung des α-Motoneurons der Vorderhörner des Rückenmarks oder
- eine Schädigung der Neuriten des α-Motoneurons.

Es kann sich also um:

(a)
- eine Schädigungen im **RÜCKENMARK** handeln
  *Beispiel: Poliomyelitis*

oder um

(b)
- eine Schädigung von **PERIPHEREN NERVEN**. Hier sind wir wieder einmal bei der **POLYNEUROPATHIE**.

Im Gegensatz zu einer reinen Schädigung des motorischen Vorderhorns, sind bei der Polyneuropathie **AUCH SENSIBLE FASERN** betroffen.

*Ursachen der Polyneuropathie kennen Sie!*

- Alkoholismus,
- Vitaminmangel,
- Diabetes mellitus,
- Botulismus,
- rheumatoide Arthritis,
- Neurofibromatose,
- Morbus Recklinghausen, oder auch eine
- chronische Bleivergiftung.

Natürlich gehören hier auch alle **TRAUMATA** und Kompressionssyndrome von peripheren Nerven dazu:

- Schnittverletzungen,
- Komplikationen bei Frakturen,
- Karpaltunnelsyndrom, oder sonstige
- Druckschädigungen.

☞ Auch die **PERIPHERE FACIALISLÄHMUNG** (*zum Beispiel bei Herpes zoster*) ist eine periphere Lähmung und geht ebenfalls mit einem verminderten Tonus der Gesichtsmuskulatur einher.
📖 **siehe AMTSARZTFRAGEN INFEKTIONSKRANKHEITEN**

Das Gegenstück zur peripheren Lähmung ist die **ZENTRALE LÄHMUNG**: hier handelt es sich um Schädigungen in der

**PYRAMIDENBAHN**          (*Tractus corticospinalis*) und/oder in der
**EXTRAPYRAMIDALBAHN**     (*Tractus rubrospinalis*).

Bei der zentralen Lähmung kann eine **SPASTIK** auftreten (*gesteigerte Eigenreflexe, verminderte Fremdreflexe*) und man kann eventuell **PATHOLOGISCHE REFLEXE** (*Babinski-Reflex*) auslösen.

**43) Welche Aussage/n ist/sind richtig?**

Beim epileptischen Anfall

**a)** lagert man den Patienten am besten so, daß er sich nicht verletzen kann
**b)** stopft man ihm schnellstens ein Tuch zwischen die Zähne
**c)** gibt man dem Patienten sofort ein stark wirksames Kreislaufmittel
**d)** hält man den Patienten an Armen und Beinen fest, um den Anfall zu unterbrechen
**e)** lagert man den Patienten am besten so, daß er nichts aspirieren kann.

**A)** Alle Aussagen sind richtig.
**B)** Nur Aussagen a, b, c und e sind richtig.
**C)** Nur Aussagen a und e sind richtig.
**D)** Nur Aussagen b, c und d sind richtig.
**E)** Nur Aussagen c und e sind richtig.

**Antwort:**

☒ Lösung ©

Ein **EPILEPTISCHER ANFALL** ist ein sehr dramatisches Geschehen. Der epileptische Anfall ist deshalb für den Patienten gefährlich, weil er zu Beginn der tonischen Phase **STÜRZEN** und sich **SCHWER VERLETZEN** kann.

ⓐ Wenn es Ihnen möglich ist, lagern Sie den Patienten so, daß er sich nicht verletzen kann.

☠ Sie müssen aber dabei immer an Ihre eigene Sicherheit denken: da die Nervenzellen maximal feuern und dadurch unkontrollierte Muskelaktionen hervorrufen, kann es durchaus zu Verletzungen eines Helfers kommen.

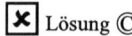 Ein Epileptiker kann Ihnen im Anfall ohne Probleme den Arm brechen.

Also ist es wohl besser, Sie rühren den Patienten nicht an, sondern räumen alle **GEGENSTÄNDE** weg, die ihm gefährlich werden können (*oder die Ihnen wertvoll sind*).

ⓑ *Was haben sie eigentlich gegen den Patienten? Der Patient hat während des Anfalls sowieso einen Atemstillstand; ihren Knebel können sie sich also schenken.*

Wenn sie schon etwas in dieser Richtung tun möchten, dann schieben Sie dem Patienten einen **HARTGUMMIKEIL** zwischen die Zähne. Sie vermeiden dadurch, daß der Patient sich selbst in die Zunge oder in die Wange beißt.

ⓒ *Das mit den Kreislaufmittel war wohl auch nicht so das Wahre. Wie wollen Sie Ihrem tobenden Patienten die Medikamente geben?*

*Eine orale Applikation kommt aufgrund der Bewußtlosigkeit nicht in Frage; einem Epileptiker eine Spritze zu geben, während eines Anfalls, wäre schon die hohe Kunst der Injektionstechnik.*

Bei einem epileptischen Anfall wartet man normalerweise, bis der Anfall vorbei ist; es dauert meistens nur einige Minuten. Erst danach können Sie, wenn sie unbedingt meinen, über Medikamente nachdenken.

☞ Ein **KREISLAUFMITTEL** gibt man aber bei einer vaso-vagalen Synkope, bei einer Ohnmacht, die durch eine Übererregung des Vagus hervorgerufen wird.

**Hier, bei unsrem Epileptiker, hat das Kreislaufmittel also nichts zu suchen.**

ⓓ *Sie machen wohl Bodybuilding? Einen Epileptiker kann man nicht festhalten, da der Patient maximale Muskelinnervationen aufweist.*

*Den Anfall können Sie mit dieser Maßnahme erst recht nicht unterbrechen.*

ⓔ Das mit der Lagerung des Patienten ist so eine Sache. Sie können den Patienten nach dem Anfall, während des Terminalschlafs, in die **STABILE SEITENLAGE** bringen.

Während des Anfalls wird das zwar nur schwer möglich sein, wäre aber prinzipiell eine gute Idee. Während des Anfalls kommt es außerdem selten zu einer Aspiration; während des tonischen Stadiums liegt ein zentraler Atemstillstand vor. Insofern hat die Natur schon vorgesorgt.

44) **Beurteilen Sie beide Aussagen und die Verknüpfung:**

Die Creutzfeld-Jakob-Erkrankung geht mit einer Demenz einher,

**weil**

die erbliche Form dieser Erkrankung meldepflichtig ist.

A)    Beide Aussagen und die Verknüpfung sind richtig.
B)    Beide Aussagen sind richtig.
C)    Nur die erste Aussage ist richtig.
D)    Nur die zweite Aussage ist richtig.
E)    Keine Aussage ist richtig.

**Antwort:**

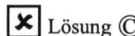 Lösung ©

Seit Juli 1994 ist das Meldegesetz geändert worden: Meldepflichtig bei ET sind auch die **HUMANEN SPONGIOFORMEN ENCEPHALOPATHIEN mit Ausnahme** der erblichen Formen des

- Gerstmann-Sträussler-Scheinker-Syndroms und der erblichen Form der
- Creutzfeld-Jakob-Krankheit.

Mit der Änderung der Meldepflicht will man herausbekommen, ob die BSE (*bovine spongioforme Encephalopathie - Rinderwahnsinn*) auf den Menschen übertragen läßt.

📖 **siehe POSTER DER INFEKTIONSKRANKHEITEN 2. Aufl.**

Eine **SPONGIOFORME ENCEPHALOPATHIE** ist eine Erkrankung des Gehirns, die mit einem **SUBSTANZDEFEKT** (*spongioform = schwammähnlich*) einhergeht.

Häufig werden solche Veränderungen von Viren verursacht, die eine sehr lange Inkubationszeit haben, man nennt das auch

➡ **SLOW-VIRUS-ERKRANKUNGEN.**

Beim Menschen sind folgende Erkrankungen diesbezüglich bekannt:

- **KURU**
  *betrifft das Kleinhirn, Inkubationszeit 3 Jahre*
- **CREUTZFELD-JAKOB-KRANKHEIT**
  betrifft die Rinde, Inkubationszeit 1 Jahr
- **PROGRESSIVE MULTIFOKALE LEUKENCEPHALOPATHIE**
  *als paraneoplastisches Syndrom* und die
- **SSPE** (*subakut sklerosierende Panencephalitis*)
  *nach Maserninfektionen.*

📖 **siehe AMTSARZTFRAGEN INFEKTIONSKRANKHEITEN**

Die spongioformen Encephalopathien sind nicht häufig, daher gibt es auch noch keine deutlichen Zuordnungen und Leitsymptome.

● Die **CREUTZFELD-JAKOB-ERKRANKUNG** wird durch ein **PRION** verursacht (*eine Art Virus ohne Nukleinsäure*) und kann im Rahmen medizinischer Eingriffe (*Hornhauttransplantation von einem kranken Spender*) übertragen werden.
Man diskutiert, ob bei der Creutzfeld-Jakob-Krankheit nicht eine genetische Disposition gegeben sein muß, damit der Patient überhaupt erkrankt.

● Beim **GERSTMANN-STRÄUSSLER-SCHEINKER-SYNDROM** ist eine dominante Vererbung dieser Disposition wahrscheinlich; da die Klinik dieser beiden Krankheiten in etwa gleich ist, vermutet man, daß das Gerstmann-Sträussler-Scheinker-Syndrom die genetisch determinierte Variante der Creutzfeld-Jakob-Erkrankung ist.

☞ Wie dem auch sei, die Klinik wird von dem Untergang der Ganglienzellen in Rinde und in den Basalganglien beherrscht:
- psychische Auffälligkeiten (*Gereiztheit, Gleichgültigkeit, Depression*),
- Gedächtnisstörungen, Kritiklosigkeit
- Orientierungsstörungen.

Später kommen ● Herdsymptome im Sinne einer
- Aphasie (*Sprachunfähigkeit*),
- Apraxie (*Handlung werden nicht logisch aufeinanderfolgend ausgeübt*) und
- Sehstörungen hinzu.

Durch den Abbau der Großhirnzellen kommt es zur **SPASTIK** und zum Auftreten **PATHOLOGISCHER REFLEXE**.
Der diffuse Abbau der Zellen führt relativ rasch zu einer **DEMENZ** (*Intelligenzverlust*).

Die Patienten sterben im Durchschnitt nach 8 Monaten nach Diagnosestellung.

45) Welche Aussage/n ist/sind richtig?

Zu den Symptomen eines Grand-mal-Anfalls gehört:

**a)**     Bewußtlosigkeit
**b)**     Schüttellähmung
**c)**     tonischer Krampf
**d)**     Terminalschlaf
**e)**     tonisch-klonische Krämpfe
**f)**     Atemstillstand
**g)**     Paresen
**h)**     Parästhesien

**A)**     Alle Aussagen sind richtig.
**B)**     Nur Aussagen a, b, d, e und g sind richtig.
**C)**     Nur Aussagen b, c, d, e und g sind richtig.
**D)**     Nur Aussagen a, c, d, e und f sind richtig.
**E)**     Nur Aussagen a, e und g sind richtig.

**Antwort:**

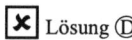 Lösung Ⓓ

Der **GRAND-MAL-ANFALL**, der große, generalisierte Anfall, stellt pathophysiologisch eine Ausbreitung der Erregung über die gesamte Hirnrinde dar.

Alle Zentren feuern mit Maximalkraft, was zu dem Durcheinander führt, das man epileptischen Anfall nennt.

ⓐ Da die ganze Hirnrinde betroffen ist, ist der Patient **BEWUSSTLOS**. Das Bewußtsein ist mit der Funktion der Rindenzellen verknüpft; bei allen unspezifischen Prozessen (*Prozessen, die diffus die ganze Rinde betreffen*), ist das

- Bewußtsein getrübt und die
- Orientierung vermindert.

Im Grand-mal-Anfall ist der Patient **VOM INITIALSCHREI** an bewußtlos und wacht erst wieder **NACH DEM TERMINALSCHLAF** auf.

ⓑ *Nicht reinlegen lassen: Schüttellähmung ist das deutsche Wort für* **M. Parkinson**. Unser Patient leidet unter einer Störung der Hirnrindenzellen, nicht unter einer Degeneration der Substantia nigra.

ⓒ Der **TONISCHE KRAMPF** steht am Anfang des Anfalls. Alle Skelettmuskeln verkrampfen sich, der Patient stürzt und kann sich z. B. in die Zunge beißen.

ⓓ Der **TERMINALSCHLAF** beendet den Grand-mal-Anfall. Er kann Minuten oder Stunden dauern; die Patienten erwachen daraus wie zerschlagen.

🩺 An den Terminalschlaf kann sich noch eine „Orientierungsphase" (*Dämmerzustand*) anschließen, während derer die Patienten erst mal wieder ihre Umgebung und das, was vorgefallen ist, auf die Reihe kriegen müssen.

📖 **siehe Amtsarztfragen PSYCHIATRIE**

ⓔ **TONISCH-KLONISCHE KRÄMPFE** treten nach dem großen tonischen Krampf des gesamten Körpers auf. Die Muskeln lockern und verspannen sich hierbei in kurzer Abfolge. In diesem Stadium kann es zur Stuhl- und Urininkontinenz beim Entspannen des Beckenbodens kommen.

ⓕ Während des tonischen Stadiums liegt eine zentraler **ATEMSTILLSTAND** vor, d. h. die Atemtätigkeit ist vom Atemzentrum aus unterbrochen.

　　🔅 Das Gute daran: der Patient aspiriert nicht,
　　🔅 das Schlechte: durch den Sauerstoffmangel gehen Hirnzellen zugrunde.

ⓖ **PARESEN** sind schlaffe, inkomplette Lähmungen.
Eine komplette, schlaffe Lähmung heißt **PARALYSE**.
*Unser Epileptiker hat eher das Problem der Ver- nicht der Entspannung.*

ⓗ **PARÄSTHESIEN** sind Gefühlsstörungen (*haben Sie sich schon einmal das „Mäusle", den N. ulnaris am Ellenbogen gestoßen?*).
Parästhesien sind Reizzeichen sensibler Nerven; *da unser Epileptiker bewußtlos ist, bleibt er von so etwas wenigstens verschont.*

**46) Welche Aussage ist richtig?**

Das Kernig-Zeichen läßt sich am besten durch folgende Beschreibung darstellen:

**A)**     Zittern des Augapfels beim Blick geradeaus
**B)**     Ausfallen der seitlichen Augenbrauen
**C)**     Beugung des Knies und der Hüfte beim Anheben des Kopfes
**D)**     Schmerzen im Rücken und Beinbereich bei Streckung des Knies mit gleich-
           zeitiger Beugung im Hüftgelenk
**E)**     Krampf der des Musculus masseter beim Kauen.

**Antwort:**

☒ Lösung ⑩

*Einfach durchzuführende Handlungen sind manchmal schwierig zu beschreiben.*

⑩ Das **KERNIG-ZEICHEN** ist positiv beim **BANDSCHEIBENVORFALL** mit einer **REIZUNG DER NERVENWURZEL.**

🦵 Wenn man beim liegenden oder sitzenden Patienten das Bein anhebt, es damit im **HÜFTGELENK BEUGT,** und das **KNIE** passiv **STRECKT,** so gibt der Patient bei einer Wurzelreizung einen Schmerz im Lendenwirbelbereich und entlang des geschädigten Nerven an.

Da der Nerv meist der **N. ISCHIADICUS** ist, verläuft der Schmerz an der Rückseite des Oberschenkels.

Das Kernig-Zeichen ist meistens gleichzeitig mit dem **LASÈGUE-ZEICHEN** positiv.

👁 *Diese Zeichen einer Wurzelreizung bedeuten das therapeutisch Aus für Sie; der Patient muss schnell zum Neurologen.*

Ⓐ Ein Zittern des Augapfels nennt man **NYSTAGMUS.**

Ein Nystagmus tritt auf, wenn die Steuerung der Augenmotorik geschädigt ist, zum Beispiel bei einer **KLEINHIRNFUNKTIONSSTÖRUNG.**

*Wissen Sie noch eine neurologische Krankheit, die im Frühstadium gerne mit einer Kleinhirnfunktionsstörung einhergeht?*

➡ Die Multiple Sklerose.

Ⓑ Ein Ausfallen der seitlichen Augenbrauen weist auf eine **ATOPIE,** eine vermehrte **ALLERGIEBEREITSCHAFT** hin.

Diese Patienten neigen dazu, bei Reizen überschießend **IgE** zu bilden.

📖 **siehe Amtsarztfragen IMMUNOLOGIE**

Ⓒ Die Beugung des Knies und der Hüfte beim Anheben des Kopfes nennt man **BRUDZINSKI**-Zeichen. Bei einer schweren Meningitis kann man dieses Zeichen auslösen.

Ⓔ Einen Krampf im **MUSCULUS MASSETER** könnte ich jetzt gar nicht einer bestimmten Krankheit zuordnen; Krämpfe im Gesichtsbereich können beim **TETANUS,** oder bei der **TETANIE** (*Hypocalciämie*) auftreten.

**47)Beurteilen sie beide Aussagen und die Verknüpfung:**

Der Seelenblindheit liegt eine neurotische Kommunikationsstörung zugrunde,

**weil**

die Patienten z. B. Gesichter nicht erkennen können.

A)    Beide Aussagen und die Verknüpfung sind richtig.
B)    Beide Aussagen sind richtig.
C)    Nur die erste Aussage ist richtig.
D)    Nur die zweite Aussage ist richtig.
E)    Keine Aussage ist richtig.

## Antwort:

☒ Lösung ⑩

*Eine Seelenblindheit ist keine psychiatrische Krankheit!*

Der Seelenblindheit liegt eine Schädigung des **OCCIPITALLAPPENS**, nämlich der sekundären und tertiären Sehfelder zugrunde.

📖 siehe **AMTSARZTFRAGEN NERVENSYSTEM VORKLINIK.**

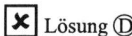 Man bezeichnet mit **SEELENBLINDHEIT** oder auch **SEELENTAUBHEIT** eine Wahrnehmungsstörung, die durch das **FEHLEN VON BEDEUTUNGSINHALTEN** gekennzeichnet ist.

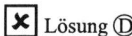 Im Klartext heißt das, daß die Patienten sehen (*oder hören*), die apperzeptive Wahrnehmung ist nicht gestört (*die Augen und die Sehbahn, Ohr etc. sind intakt*), aber sie können das Gesehene (*Gehörte*) **NICHT ZUORDNEN.**

*Die Patienten sehen zum Beispiel einen länglichen Gegenstand, der oben und unten spitz zuläuft, und der auf der einen Seite eine Art Ausleger hat. Sie wissen aber nicht, daß es sich dabei um einen Kugelschreiber handelt.*

*Wenn der Patient den Kugelschreiber aber in die Hand nimmt, kann er ihn aufgrund des **Tastbefundes** identifizieren und damit schreiben.*

Solche **ASSOZIATIVEN WAHRNEHMUNGSSTÖRUNGEN** heißen auch

➽ **AGNOSIEN.**

Es gibt eine
- visuelle **OBJEKTAGNOSIE**, bei der der Patient Gegenstände und Bilder nicht erkennt, es gibt eine

- **GESICHTSAGNOSIE**, bei der der Patient Personen nicht zuordnen kann, und eine

- **FARBAGNOSIE**, bei der Farben nicht richtig benannt werden.

☼ Allgemein unterteilt man **WAHRNEHMUNGSSTÖRUNGEN** also wie folgt:

● **PRIMÄRE SENSORISCHE SEHSTÖRUNGEN** (Sch*äden an der Retina des Auges oder zum Beispiel Innenohrschwerhörigkeit*)

● **APPERZEPTIVE STÖRUNGEN**, bei denen die Wahrnehmung fehlerhaft oder verzögert ist (*verzerrtes Sehen z. B./Störungen der in der Fissura calcarina*)

● **ASSOZIATIVE STÖRUNGEN** (*Agnosien*): hier ist das Erkennen eines Gegenstandes gestört (*Seelenblindheit, Seelentaubheit*)

● **BEWUSSTWERDUNGSSTÖRUNG** (Neglekt): hier handelt es sich um Negierungen, Vernachlässigungen, Nichtbeachtung von Reizen aus der Umwelt. Man könnte diese Bewußtwerdungsstörungen als **VERÄNDERUNGEN DER AUFMERKSAMKEIT** betrachten.

**48) Beurteilen Sie beide Aussagen und die Verknüpfung:**

Der Parkinsonpatient weist häufig einen Nystagmus und Ataxien auf,

**weil**

beim M. Parkinson frühzeitig das Kleinhirn betroffen ist.

**A)**  Beide Aussagen und die Verknüpfung sind richtig.
**B)**  Beide Aussagen sind richtig.
**C)**  Nur die erste Aussage ist richtig.
**D)**  Nur die zweite Aussage ist richtig.
**E)**  Keine Aussage ist richtig.

**Antwort:**

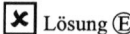 Lösung Ⓔ

Der **M. PARKINSON** stellt pathophysiologisch eine **DEGENERATION DER SUBSTANTIA NIGRA** dar. Die Substantia nigra liegt im Stammhirn und gehört funktionell zum **EXTRAPYRAMIDAL-MOTORISCHEN SYSTEM**. Die Substantia nigra hemmt die bewegungshemmenden Impulse, die von den Stammganglien (*Nucl. caudatus, Putamen, Pallidum und viele andere*), so daß bei einem Ausfall der Substantia nigra eben die **HEMMUNG** überwiegt.

☞ Kennzeichen des Parkinson sind:

- Akinese (*motorische Gebundenheit*),
- Rigor (*erkennbar am Zahnradphänomen*) und
- Tremor (*grobschlägiger Ruhetremor*).

Weiterhin kommen vor:

- das Salbengesicht (*Überfunktion der Talgdrüsen*),
- Inkontinenz,
- Speichelfluß und vermehrtes Schwitzen.

Parkinsonpatienten leiden auch oft unter

- Depressionen.

📖 **siehe Frage # 7**

Die beide Behauptungen in der Frage treffen auf die **MS** zu. Die Multiple Sklerose betrifft initial gerne das **KLEINHIRN**, so daß die typischen Kleinhirnsymptome,

- Nystagmus,
- skandierende Sprache und
- Intensionstremor auftreten können.

Bei mehreren Schüben, die sich im Kleinhirn abspielen, kommt es dann auch zu Koordinationsstörungen der Stütz- und Haltemuskulatur, einer

- **ATAXIE**.

Bei einer Ataxie treten **GANGSTÖRUNGEN** auf, die an einen kräftigen Vollrausch erinnern; eine akute Alkoholintoxikation geht ja auch mit einer (*allerdings passageren*) **KLEINHIRNINSUFFIZIENZ** einher.

Weitere Symptome, die auf eine MS hinweisen können, sind:

- Retrobulbärneuritis (*der Patient sieht wie durch eine Milchglasscheibe*),
- Augenmuskelstörungen (*Doppelbilder*),
- einseitiges Fehlen der Bauchhautreflexe oder
- nicht symmetrische schlaffe oder spastische Lähmungen.

49) **Beurteilen Sie beide Aussagen und die Verknüpfung:**

Bei einem Bandscheibenvorfall kommt es zu einer reaktiven Muskelverspannung im betroffenen Gebiet der Wirbelsäule,

**weil**

die Bandscheibe die Nerven, die zur autochtonen Rückenmuskulatur ziehen, bevorzugt schädigt.

**A)**      Beide Aussagen und die Verknüpfung sind richtig.
**B)**      Beide Aussagen sind richtig.
**C)**      Nur die erste Aussage ist richtig.
**D)**      Nur die zweite Aussage ist richtig.
**E)**      Keine Aussage ist richtig.

## Antwort:

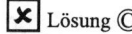 Lösung ©

*Na, gewußt?*

Natürlich kommt es bei einem Reizsyndrom der Wirbelsäule zu einer reaktiven **MUSKELVERSPAN-NUNG** in diesem Gebiet.

*Wenn die Stabilität der knöchernen und knorpeligen Anteile der Wirbelsäule nicht mehr so gewährleistet ist, muß die **Muskulatur** eben diese Aufgabe übernehmen.*

Eine starke Verspannung der autochtonen **RÜCKENMUSKULATUR** (*des M. erector spinae*) erkennt man an dem

⇒ Zeichen nach **SCHOBER**.

● Am stehenden Patienten mißt man die Strecke zwischen dem 1. und dem 5. Dornfortsatz der Lendenwirbel ab;

● dann läßt man den Patienten sich locker nach vorne beugen.

⇒ Normalerweise vergrößert sich die Strecke um 40 bis 50 %.

Die Bandscheibenlockerung ist ein relativ normaler Vorgang, mit dem ab der Pubertät zu rechnen ist. Die Bandscheibe verliert bald Wasser, und kann sich zwischen den Wirbelkörpern bewegen.

Bei einer Bandscheiben-**PROTUSIO** sind die Längsbänder der Wirbelsäule noch **INTAKT** und die Bandscheibe gleitet schnell wieder zurück in ihr ursprüngliches Refugium.

☞ Die neurologischen Erscheinungen bilden sich schnell und vollständig wieder zurück.

Bei einem Vorfall, einem **PROLAPS** können Teile der Bandscheibe abreißen (*Nucleus pulposus*) und sich im Wirbelkanal oder im Foramen intervertebrale festklemmen. Hier muß unbedingt **OPERIERT** werden. Es kommt zu

- **NERVENAUSFALLSERSCHEINUNGEN** (*Lähmungen, Sensibilitätsstörungen, fehlendes Schmerzempfinden*) oder auch zum

- **CAUDA-SYNDROM**. Bei einem Cauda-Syndrom treten die neurologischen Auffälligkeiten **SYMMETRISCH** auf.

Natürlich ist auch beim **PROLAPS** die Stabilität der Wirbelsäule in Frage gestellt und es kommt zu einer **VERSPANNUNG DER RÜCKENMUSKULATUR**.

☞ Der Prolaps ist quasi die Steigerung der Protusion.

Leider ist es falsch, daß in der Hauptsache der **RAMUS DORSALIS** des Spinalnervens, der die Rückenmuskeln versorgt, betroffen ist. Wenn die Bandscheibe nach der Seite hin ausbüxt, liegt sie satt auf dem ganzen Spinalnerven: es ist der

- Ramus ventralis (*Bauch- oder Extremitätenmuskulatur*), der
- Ramus dorsalis (*Rückenmuskulatur*), der
- Ramus meningeus (*Rückenmarkshäute*) und die
- Rami communicantes (*Verbindungen zum Grenzstrang*) gleichermaßen betroffen.

Die reaktive Muskelverspannung hat nichts mit einer Nervenschädigung zu tun.

**50)** Ein 81jähriger Patient klagt über Vergeßlichkeit, Konzentrationsstörungen, Sprachstörungen und Schwindelanfälle. Der Blutdruck beträgt 150/90.

**Die unwahrscheinlichste Diagnose ist:**

**A)**  Encephalomalazie
**B)**  M. Alzheimer
**C)**  hypertone Krise
**D)**  Folgen eines schlecht eingestellten Diabetes mellitus
**E)**  depressive Verstimmung

## Antwort:

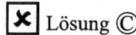 Lösung Ⓒ

*Haben Sie die Frage konzentriert gelesen - oder sind Sie auch bereits 81 Jahre?*

Ⓒ    Eine **HYPERTONE KRISE** ist bei diesen Blutdruckwerten einfach **UNWAHRSCHEINLICH**. Der diastolische Wert dürfte zwar etwas niedriger sein, für eine hypertone Krise reicht es in keinem Fall. Man würde da schon Werte um die 120 bzw. 140 mm Hg diastolisch erwarten.

Ⓐ    **ENCEPHALOMALAZIE** heißt nur „Gehirnkrankheit"; man versteht darunter alle Krankheiten, die sich im Gehirn und unter Beteiligung der Nervenzellen abspielen.

- Gedächtnis,
- Konzentration,
- Sprache,
- Bewußtsein und
- Zielmotorik

sind Leistungen der Hirnrinde; bei einer Störung der Rindenzellen sind **ALLE** Rindenfunktionen vermindert. Schwindel kann nicht nur ein Kleinhirnsymptom sein, es kann auch eine subjektiv empfundene Störung der Ziel- und Feinmotorik darstellen.

Ⓑ    Leitsymptome des M. **ALZHEIMER** sind die

- Vergeßlichkeit,
- Leistungsknick,
- Kopfweh und
- Schwindel.

Es handelt sich um unspezifische Symptome, die nur darauf hinweisen, daß die **GEHIRNRINDE** als Ganzes betroffen ist. Es kann sich also genauso gut um ein diffusen Abbauprozess der Rinde handeln.

Ⓓ   Ein schlecht eingestellter **DIABETES** kann zu einer chronischen **HYPERGLYKÄMIE** führen; es kann sich sogar ein **HYPEROSMOLARES KOMA** entwickeln.

Wie das Wort „Koma" schon andeutet, handelt es sich hier auch um eine diffuse, unspezifische Störung der Rindenzellen, die sich nicht von heute auf morgen entwickelt, sondern Initialsymptome aufweist. Die Initialsymptome

- Konzentrationsstörung,
- Vergeßlichkeit,
- Epilepsie,
- Sprachstörungen etc.

sind für alle Komaformen gleich - also liegen wir hier beim hyperglykämischen Koma auch richtig.

Ⓔ   Bei einer **DEPRESSION** zieht sich der Patient aus der Außenwelt zurück. Daraus können sich auch alle möglichen Symptome entwickeln; Besonderheit: bei der endogenen Depression liegt ein **MORGENTIEF** vor - eine Verschlimmerung der Symptome am morgen, Verbesserung des Bilds im Laufe des Tages.

📖 **siehe AMTSARZTFRAGEN PSYCHIATRIE**

**51) Beurteilen Sie beide Aussagen und die Verknüpfung:**

Bei der Multiplen Sklerose kann der Patient Gangstörungen aufweisen,

**weil**

auch die Pyramidenbahn betroffen sein kann.

**A)**      Beide Aussagen und die Verknüpfung sind richtig.
**B)**      Beide Aussagen sind richtig.
**C)**      Nur die erste Aussage ist richtig.
**D)**      Nur die zweite Aussage ist richtig.
**E)**      Keine Aussage ist richtig.

## Antwort:

☒ Lösung Ⓑ

*Die Multiple Sklerose kann alle neurologischen Symptome hervorrufen.*

☞ Initial treten gerne **KLEINHIRNSYMPTOME** und **SEHSTÖRUNGEN** auf.

Die Kleinhirnsymptome äußern sich subjektiv in **GANGUNSICHERHEITEN**, der Kliniker nennt das **ATAXIEN**.

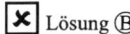 Die Kleinhirn(*fehl-*)funktion überprüft man durch

- den **FINGER-NASE-VERSUCH** (*Intensionstremor*) und durch
- einen scharfen Blick auf die Pupille (**NYSTAGMUS**).
- Eventuell weist der Patient noch eine verwaschene, unscharf artikulierte **SPRACHE** auf.

Weitere, typische Symptome, die den Verdacht einer MS nahelegen sind:

- einseitige Abschwächung der Bauchhautreflexe,
- Sehstörungen (*Retrobulbärneuritis*) und
- diverse Neuralgien, Lähmungen und Sensibilitätsstörungen.

Selbstverständlich kann die **PYRAMIDENBAHN** auch befallen werden, **nur:**

☞ die Pyramidenbahn leitet die **WILLKÜRMOTORIK**, d. h. der Patient hat Schwierigkeiten bei **FEIN-MOTORISCHEN** Arbeiten (*Nadel einfädeln, den kleinen Finger beim Teetrinken abspreizen etc.*).

Das Gehen ist eine **EXTRAPYRAMIDALMOTORISCHE** Tätigkeit - *oder denken Sie bei jedem Schritt darüber nach, welchen Muskel Sie wann kontrahieren?*

Beide Aussagen stimmen, **die Verknüpfung ist aber falsch!**

📖 siehe **AMTSARZTFRAGEN NERVENSYSTEM VORKLINIK.**

**52) Welche Aussage ist falsch?**

Häufige Folgen einer schweren Kopfverletzung sind:

**A)**     Gehirnerschütterung
**B)**     Koma
**C)**     Ruptur eines Aneurysmas an der Hirnbasis
**D)**     anhaltende Leistungsschwäche
**E)**     Halluzinationen

**Antwort:**

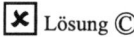 Lösung ©

Bei den **HIRNTRAUMEN** unterscheidet man 3 Verlaufsformen.

  ① Die **COMMOTIO**,
  ② die **CONTUSIO** und
  ③ die **COMPRESSIO CEREBRI.**

① Die **COMMOTIO.**

Ⓐ Die Gehirnerschütterung stellt eine **STOFFWECHSELVERÄNDERUNG DER GEHIRNZELLEN** dar.

Der Patient ist **nicht** bewußtlos, maximal **bewusstseinsgetrübt** und kann während diesem Zustand scheinbar geordnete Handlungen ausführen.

Rückblickend kann für die Zeit **vor** dem Unfall und für einige Zeit **nach** dem Unfall eine **AMNESIE** bestehen (*retrograde und anterograde Amnesie*).

Die Zeit der Bewußtseinstrübung nach einer Commotio wird beendet durch einen **TERMINALSCHLAF.**

Als Zeichen der Stoffwechselveränderung in den Gehirnzellen und als Zeichen einer meningealen Reizung können bei der Commotio

  ● **SCHWINDEL,**
  ● **ERBRECHEN** und ein
  ● **NYSTAGMUS** auftreten.

Die Symptome sind aber in der Regel nach 3 Tagen verschwunden.

② Die **CONTUSIO**

Unter einer Contusio versteht man einen echten **SUBSTANZDEFEKT** im Gehirn. Es kommt zu **BLU-TUNGEN** ins Gehirn, die im CT oder im Kernspin sichtbar sind.

☞ Klinische Zeichen einer Contusio sind:

Ⓑ

- **BEWUSSTLOSIGKEIT**, bei der der Patient nicht weckbar ist:

➠ ein Koma.
*Die, bei einer Contusio auftretenden Bewußtseinsstörungen dauern in der Regel länger als 4 Stunden.*

Ⓔ   Ein

- **DELIR** mit
  - ❷ fluktuierenden Bewußtseinstrübungen,
  - ❷ Desorientiertheit,
  - ❷ psychomotorischer Unruhe,
  - ❷ Halluzinationen und Illusionen.

Das Delir kann Stunden oder auch Wochen anhalten, je nach der Schwere der Schädigung.

- Das **KORSAKOW-SYNDROM**.
Bei schweren Kontusionen entsteht eine, therapeutisch schwer zu beeinflussende wechselnde **DESORIENTIERTHEIT** und die typische **MERKFÄHIGKEITS-STÖRUNG**. Die Patienten können sich aktuelle Dinge nicht merken und fragen 100 x das Gleiche.

📖 **siehe Amtsarztfragen PSYCHIATRIE**

🔆 Die Schäden im Gehirn sind nach ca. 6 Wochen abgeheilt. Im Anschluß an eine Contusio entsteht immer ein **DEFEKTZUSTAND**, der sich klinisch aber nicht immer auf den ersten Blick darstellen muß.

Zeichen einer solchen Defektheilung sind:

Ⓓ

- erschwerte Umstellung auf neue Gegebenheiten,
- Verlust von individuellen Zügen,
- Reizbarkeit,
- Antriebsverlust,
- verminderte kognitive Leistungen und Kreativität.

🔆 Bei ganz schweren Schäden kann eine **EPILEPSIE** oder **HERDSYMPTOME** (*Sprachstörungen z. B.*) resultieren.

③ **COMPRESSIO CEREBRI**.

Eine Kompression von Hirngewebe kann entweder durch

- eine epidurale Blutung, durch
- eine subdurale Blutung, oder durch
- eine intrazerebrale Blutung hervorgerufen werden.

Bei allen Blutungen kann es ein **FREIES INTERVALL** geben; bei der chronischen subduralen Blutung kann das zugrundeliegende Trauma sogar Monate zurückliegen!

© **ANEURYSMATA** der Schädelbasis sind meistens **ANGEBOREN**. Sie sitzen meist auf dem **CIRCULUS ARTERIOSUS WILLISI** und können bei erhöhtem **BLUTDRUCK** (*Streß z. B.*) rupturieren.

☞ Bei Traumata sind normalerweise eher die **PERIPHEREN GEFÄSSE** betroffen, der Circulus arteriosus Willisi liegt sehr zentral.

☞ Leitsymptome sind der

- starke Kopfschmerz, der ohne Vorboten einsetzt und in den Rücken einstrahlt.

Es kommt zum
- Erbrechen,
- Schweißausbrüchen,
- Blutdruck- und Temperaturschwankungen, sowie
- Veränderungen der Atmung.

Wenn der Patient nicht gleich bewußtlos wird, sind einseitige Augensymptome (*III. Hirnnerv*) feststellbar.

Bei dieser **SUBARACHNOIDALBLUTUNG** entwickelt sich innerhalb der ersten Tage eine **FREMD-KÖRPERMENINGITIS**, die den Heilungsverlauf zusätzlich kompliziert.

**53) Welche Aussage/n ist/sind richtig?**

Bei folgenden Erkrankungen/Symptomen ist Blut im Liquor nachzuweisen:

**a)**      Subarachnoidalblutung
**b)**      subdurale Blutung
**c)**      epidurale Blutung
**d)**      Sinusthrombose
**e)**      hypertonische Massenblutung

**A)**      Alle Aussagen sind richtig.
**B)**      Nur Aussagen a, b, c und e sind richtig.
**C)**      Nur Aussagen a, b und e sind richtig.
**D)**      Nur Aussagen b und d sind richtig.
**E)**      Nur Aussagen d, c und e sind richtig.

**Antwort:**

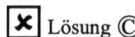 Lösung ©

*Eigentlich ist da Frage ganz einfach: Liquor fließt innerhalb der Dura, im **Subarachnoidalraum**, also sind alle Blutungen innerhalb des Duraraums bei einer Liquorpunktion nachweisbar.*

ⓐ Die **SUBARACHNOIDALBLUTUNG** stellt meistens eine Blutung aus angeborenen arteriellen Aneurysmata dar; sie ist immer mittels einer Liquorpunktion nachweisbar.
Da hier die Hirnhäute direkt gereizt sind, kommt es immer zu einer Vielzahl vegetativer Beschwerden.

ⓔ Für die **HYPERTONISCHE MASSENBLUTUNG** gilt das Gleiche. Differentialdiagnostische Unterschiede:

- die Massenblutung tritt in fortgeschrittenerem Alter auf,
- die spontane Subarachnoidalblutung meist vor dem 40. Lebensjahr.

Beide Erkrankungen gehen mit massiven Bewußtseinsstörungen und Herdsymptomen einher.

ⓑ Eine **SUBDURALE BLUTUNG** ist meistens eine Blutung aus den Venen, die das Gehirn und die Sinus verbinden.
Wie der Name schon sagt, muß hierbei Blut zwischen die Dura und die Arachnoidea gelangen;

➠ bei einem Hirntrauma.

☞ Große bzw. chronische subdurale Hämatome können besonders leicht bei Patienten entstehen, die unter **ANTIKOAGULANTIEN** (*Marcumar*) stehen.

Chronische subdurale Hämatome können ein **SEHR LANGES FREIES INTERVALL** aufweisen: die klinischen Erscheinungen

☞

- Eintrübung,
- Schläfrigkeit,
- Konzentrationsstörungen etc.

können erst Wochen später ausgebildet sein.

ⓑ Der Liquor enthält nur bei den **AKUTEN** subduralen Hämatomen Erythrozyten und/oder deren Abbauprodukte.

Beim chronischen subduralen Hämatom gerinnt das Blut schnell in der Umgebung der Austrittsstelle und der Liquor kann normal sein.

Die klassische Diagnose wird daher aus dem Nachweis einer **RAUMFORDERUNG** im Schädel gestellt (*CT, Karotisangiogramm, EEG*).

ⓒ Die **EPIDURALE BLUTUNG** ist eine Blutung zwischen Dura und Schädel, also **AUSSERHALB DES GEHIRNS**. Sie stellt eine Kompression des Hirns dar, das Blut dringt aber **NICHT** in den Subarachnoidalraum ein.

Eine epidurale Blutung entsteht meistens im Zuge einer **SCHÄDELFRAKTUR**, die die A. meningea media zusätzlich schädigt. Eine epidurale Blutung ist daher eine **ARTERIELLE BLUTUNG**; die Symptome entwickeln sich relativ schnell.

Falls ein freies Intervall auftritt, so ist das wesentlich kürzer als das freie Intervall des chronischen **SUBDURALEN HÄMATOMS**, das aus einer **VENÖSEN BLUTUNG** entsteht.

ⓓ   Die **SINUSTHROMBOSE** spielt sich innerhalb eines Sinus ab

　　　➠   es tritt **kein** Blut in den Subarachnoidalraum aus.


Die Thrombose entsteht auch wieder gemäß der Virchow'schen Trias:

- Gefäßwandschädigung (*fortgeleitete Infektionen aus dem HNO-Bereich, Fleckfieber*),
- Stase (*Meningeome, Tumore*),
- Blutzusammensetzungsänderung (*Polyzythämie, Leukämien*).

📖 **siehe Amtsarztfragen HERZ/KREISLAUF KLINIK**


Hinter der Thrombose entstehen Durchblutungsschäden des Gehirns, die leicht in einer Defektheilung enden können:

- Epilepsie,
- Lähmungen,
- Blindheit

**54) Welche Aussage/n zum Cauda-Syndrom ist/sind richtig?**

a)      Das Cauda-Syndrom wird verursacht durch einen medialen Bandscheiben-
        prolaps.
b)      Leitsymptome sind der einseitige Ischiasschmerz mit abgeschwächtem ASR
        und positiven Lasègue-Zeichen.
c)      Es kann zu motorischen Ausfällen auf beiden Beinen kommen.
d)      Es kann zur Reithosenanästhesie kommen.
e)      Es kommt zur Urinretention, zur Mastdarm-Inkontinenz, sowie zu Erektions-
        störungen.


A)      Alle Aussagen sind richtig.
B)      Nur Aussagen a, c, d und e sind richtig.
C)      Nur Aussagen a, b und d sind richtig.
D)      Nur Aussagen a, b und e sind richtig.
E)      Nur Aussagen c und d sind richtig.

## Antwort:

**[✖]** Lösung Ⓑ

(a) Bei einem **MASSENPROLAPS** der Bandscheibe unterhalb von $L_1$ kann das **CAUDA-SYNDROM** resultieren.

Die Längsbänder der Wirbelsäule haben das Zeitliche gesegnet und die ganze Bandscheibe, oder was davon übrig ist, rutscht nach **MEDIAL**.

Beim Cauda-Syndrom sind **NUR DIE SPINALNERVEN** und nicht das Rückenmark betroffen.

📖 siehe **AMTSARZTFRAGEN NERVENSYSTEM VORKLINIK**.

☞ Solche Patienten sind in ihrer Krankheitskarriere schon früher reichlich mit „Ischias" und „Hexenschuß" traktiert worden.

Ein **CAUDA-SYNDROM** entwickelt sich in der Regel **RASCH**:

(c)       ● **BEIDSEITIGE SCHLAFFE PARESEN** oder Paralysen (*vollständige Lähmung*) mit Verlust der Eigenreflexe

(d)       ● **SENSIBILIÄTSSTÖRUNGEN** an der Innenseite der Beine und im Genitalbereich (*Reithosenanästhesie*),

(e)       ● sowie zu einer **LÄHMUNG DER BLASE UND DES MASTDARMS** und des Genitalapparats.

☼ Zur Blasenentleerung ist Folgendes zu sagen:

● bei einer Schädigung **oberhalb** von $Th_{12}$ kommt es zu einer automatischen Miktion, bei der häufige und kleine Portionen Urin abgegeben werden.

● Bei einer Schädigung im **SAKRALMARKBEREICH** (*oder Lähmung der entsprechenden Spinalnerven*) kommt es zur **ÜBERLAUFBLASE**: seltene Miktionen, wobei viel Urin abgegeben wird, aber immer eine gewisse Menge **RESTHARN** verbleibt. Der Restharn prädisponiert natürlich zu **INFEKTIONEN**!

Bei einer hohen Cauda-Läsion treten alle aufgeführten Symptome in voller Stärke auf: Lähmung und Anästhesie beider Beine und des Beckenbodens.

Bei einer Schädigung, die unterhalb von $L_2$ liegt, ist die Motorik und Sensibilität der distalen Beinabschnitte immer weniger betroffen.

Ein Cauda-Syndrom muß immer sofort **OPERIERT** werden; bei Verzögerungen ist mit schwersten Defektsyndromen zu rechnen.

Die Patienten können (*bei inadäquater Therapie*) entweder an der pyelonephritischen Schrumpfniere oder am Dekubitus sterben.

Der **EINSEITIGE ISCHIASSCHMERZ** mit **abgeschwächtem** ASR gehört - *haben Sie's noch erkannt?* -zum Bandscheibenvorfall $S_1$.
Der Schmerz zieht an der Rückseite des Beins entlang, über die Ferse in die Kleinzehenseite des Fußes.
Leitsymptom ist der Ausfall des ASR.

Da es sich um einen Bandscheibenvorfall handelt, ist auch der Lasègue positiv: beim passiven Heben des Beines verspürt der Patient Kreuzschmerz und den Nervendehnungsschmerz.

**55) Ordnen Sie zu:**

**A)**       Störung der Pyramidenbahn und der Extrapyramidalbahn
**B)**       isolierte Störung des motorischen Vorderhorns
**C)**       Polyneuropathie

**1)**       spastische Lähmung des Beins, Babinski-Reflex positiv
**2)**       schlaffe Lähmung des Arms mit Sensibilitätsstörungen
**3)**       Halbseitenlähmung nach Apoplex
**4)**       Lähmung eines Beines nach Polio
**5)**       dauerndes Brennen und Kribbeln im Fuß
**6)**       Ausfall des Eigenreflexes bei erhaltener Sensibilität

**Antwort:**

| | | | |
|---|---|---|---|
| ✗ | Ⓐ | ① | ③ |
| ✗ | Ⓑ | ④ | ⑥ |
| ✗ | Ⓒ | ② | ⑤ |

Die **PYRAMIDENBAHN** ist für die **FEINMOTORIK** verantwortlich.

Bei einer isolierten Störung der Pyramidenbahn kann der Patient keinen **SPITZGRIFF** mehr ausführen (*kleinere Dinge, z. B. eine Nadel, zwischen Daumen und Zeigefinger festhalten*).

Die Pyramidenbahn ist bei der Geburt noch nicht funktionsfähig, das Kind bewegt sich nur unter der Regie des Kleinhirns und der Extrapyramidalbahn.

*In diesem Stadium der Entwicklung treten archaische Reflexe auf, die das Überleben der Art in stammesgeschichtlicher Frühzeit gesichert haben.*

① Einer dieser Reflexe ist der  ● **BABINSKI-REFLEX,**

weitere sind der  ● Hand-Greif- und
● Fuß-Greif-Reflex, oder das
● orale Suchen.

Bei einem Ausfall der Pyramidenbahn treten diese Reflexe wieder zutage.

Die **EXTRAPYRAMIDALBAHN** regelt unwillkürliche, **NICHT BEWUSST ABLAUFENDE BEWE-GUNGEN**, z. B. Fahrradfahren, Laufen, etc.

*Sie ist auch dafür verantwortlich, daß Sie morgens im Halbschlaf immer noch wissen, wie Sie sich die Zähne putzen müssen und/oder Ihre Kaffeemaschine richtig bestücken.*

① Wenn die Pyramidenbahn- und die Extrapyramidalmotorik ausfällt, überwiegt die **KLEINHIRN-MOTORIK** und es entsteht die **SPASTIK**.

③ Eine gute Stelle, beide motorischen Systeme gleichzeitig zu schädigen, ist eine Ischämie oder eine Blutung im Bereich der **CAPSULA INTERNA**. Hier liegen beide Systeme eng beieinander.
Fatalerweise wird genau diese Stelle beim Apoplex "bevorzugt"; die Gefäße haben hier einen hämodynamisch ungüstigen Verlauf.

☞ Bei einem Schlaganfall in der **RECHTEN HIRNHEMISPHÄRE** kommt es zu einer **spastischen Lähmung** der **LINKEN KÖRPERSEITE**; der Arm wird gebeugt und an der Körper gepresst gehalten, das Bein ist gestreckt. Dadurch entsteht der typische **SCHLAGANFALL-GANG** mit Rotation des gestreckten Beines in der Hüfte.

④ Das **MOTORISCHE VORDERHORN** ist die gemeinsame Endstrecke aller motorischen Systeme.

Wenn das motorische Vorderhorn ausfällt, bekommt der Muskel überhaupt keine Impulse mehr und er kontrahiert sich nicht mehr.
☞ Deshalb kommt es zu einer **SCHLAFFEN LÄHMUNG**, bei der **KEINE REFLEXE** mehr auslösbar sind.

☞ **POLIO** ist die klassische Erkrankung, die isoliert zu einer Schädigung des motorischen Vorderhorns führt - es kommt hier zur schlaffen Lähmung, bei der weder Fremd- noch Eigenreflexe auslösbar sind.

⑥ **VERMINDERTE EIGENREFLEXE** bei erhaltener Sensibilität deuten ebenfalls auf eine Schädigung des Vorderhorns hin.

(2) Hier sind **MOTORISCHE UND SENSORISCHE** Nerven betroffen.

Da es sich um eine **SCHLAFFE LÄHMUNG** handelt, muß es sich um eine **PERIPHERE SCHÄDI-GUNG** handeln: entweder ist das Rückenmark oder ein peripherer Nerv betroffen.

Da hier noch eine sensible Schädigung eine Rolle spielt, liegt als Ursache eine **POLYNEUROPATHIE**, eine Schädigung eines gemischten Nerven, nahe.

(5) **BRENNEN UND KRIBBELN** ist ein Zeichen für eine **VEGETATIVE STÖRUNG**.

Die vegetativen Fasern laufen an den Extremitäten mit den Spinalnerven. Spinalnerven enthalten motorische und sensible Fasern; also läßt sich auch hier eine Störung eines (*gemischten*) Spinalnerven (=*Polyneuropathie*) vermuten.

**56) Welche Aussage/n ist/sind richtig?**

Symptome eines Hirntumors können sein:

**a)**    Kopfschmerzen und Sehfeldveränderungen
**b)**    Persönlichkeitsveränderungen
**c)**    Adams-Stokes-Anfälle
**d)**    Absencen
**e)**    morgendliches Erbrechen
**f)**    Bradykardie

**A)**    Alle Aussagen sind richtig.
**B)**    Nur Aussagen a, b, d, e und f sind richtig.
**C)**    Nur Aussagen a, e und f sind richtig.
**D)**    Nur Aussagen b, c, d und e sind richtig.
**E)**    Nur Aussagen a, c, e und f sind richtig.

**Antwort:**

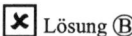 Lösung Ⓑ

Ein **HIRNTUMOR** macht Symptome seitens des

- **HIRNDRUCKS** und seitens
- **NEUROLOGISCHER AUSFALLSERSCHEINUNGEN** (*Herdsymptome*).

ⓐ **KOPFSCHMERZEN** entstehen, wenn die **HIRNHÄUTE** gereizt werden: entweder

- aufgrund einer verstärkten **DURCHBLUTUNG** oder
- aufgrund einer mechanischen **REIZUNG**.

Beides kann beim Hirntumor zutreffen. Oft können die Patienten das Kopfweh lokalisieren, z. B. im Fall eines Meningeoms an der mittleren Schädelnaht.

**SEHFELDVERÄNDERUNGEN** gehören zu den Herdsymptomen:

- bei einem Tumor im Bereich der **SEHNERVENKREUZUNG** entsteht die **BITEMPORALE HEMIANOPSIE,**
- bei einer Schädigung des **TRACTUS OPTICUS** oder der nachfolgenden Strukturen entsteht ein beidäugiger Gesichtsfeldausfall (*HOMONYME HEMIANOPSIE*),
- bei einem Ausfall der sekundären und tertiären optischen Zentren im Occipitallapppen kann die **SEELENBLINDHEIT** resultieren.

ⓑ Tumoren, die im **STIRNHIRNBEREICH** sitzen, fallen auf durch eine **PERSÖNLICHKEITS-VERÄNDERUNG**, die mit einer

- Vergröberung der Charakterstruktur und mit
- triebhafter Enthemmung einhergeht.

Hier ist die **PERSÖNLICHKEITSVERÄNDERUNG** das dominierende Symptom.

Anders lokalisierte Hirntumoren verursachen ein **ORGANISCHES PSYCHOSYNDROM** (*unspezifisch, d. h. nicht direkt hinweisend auf den Ort und die Art der Schädigung*) mit einer

- Störung des Antriebs,
- der Stimmung,
- der Kritikfähigkeit und
- einer Demenz.
- 📖 siehe Amtsarztfragen PSYCHIATRIE

☞ Wichtig zu wissen: da **KINDER** noch **OFFENE SCHÄDELNÄHTE** haben, macht sich ein Tumor weniger durch Hirndrucksymptome bemerkbar als durch die **PERSÖNLICHKEITSVERÄNDERUNGEN** und **LEISTUNGSEINBUSSEN**.

ⓓ **ABSENCEN** gehören zu den **EPILEPSIEN**.

☼ Der Begriff umschreibt eine **KURZE BEWUSSTSEINSTRÜBUNG** mit nachfolgender **AMNESIE**, bei der z. T. scheinbar geordnete Handlung weiterhin ausgeführt werden können. Absencen treten bei

- **PETIT-MAL-ANFÄLLEN** auf oder bei einer
- Schädigung des **TEMPORALLAPPENS**.

☞ Da ein Tumor eine Epilepsie verursachen kann, ist die Absence auch mit dabei.

ⓔ **MORGENDLICHES ERBRECHEN** ist u. a. ein Symptom einer **MENINGEALEN REIZUNG**.

Auch ein Hirntumor kann, wie vorhin beschrieben, eine meningeale Reizung auf dem Gewissen haben. Ein, nicht nur morgendliches, Erbrechen, das z. B. bei Lageänderungen auftritt, wird bei **KLEINHIRN-TUMOREN** beobachtet.

ⓕ Die **BRADYKARDIE** ist ebenfalls ein menigeales Reizzeichen. Jeder Hirntumor kann, ab einer bestimmten Größe, eine chronische Meningitis hervorrufen.

ⓒ *Das war über's Ziel hinausgeschossen!*

Ein **ADAMS-STOKES-**Anfall ist eine kurze Bewußtlosigkeit, die aufgrund eines akut **VERMINDER-TEN HERZMINUTENVOLUMENS** entsteht - im Klartext: hier setzt das Herz kurz aus.
📖 **siehe AMTSARZTFRAGEN HERZ/KREISLAUF KLINIK.**

🐦 Ein Adams-Stokes-Anfall entsteht meist auf dem Boden einer **ARTERIOSKLEROSE**; der Patient braucht einen **HERZSCHRITTMACHER**.

**57) Beurteilen Sie beide Aussagen und die Verknüpfung:**

Ein Apoplex kann durch eine Ischämie des Gehirns verursacht werden,

**weil**

ein Apoplex eine Halbseitenlähmung zur Folge haben kann.

**A)**      Beide Aussagen und die Verknüpfung sind richtig.
**B)**      Beide Aussagen sind richtig.
**C)**      Nur die erste Aussage ist richtig.
**D)**      Nur die zweite Aussage ist richtig.
**E)**      Keine Aussage ist richtig.

## Antwort:

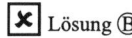 Lösung Ⓑ

*Wenn Sie mit diesem Fragentyp nicht zurecht kommen, gehen Sie am besten so vor:*

➠ **1. Aussage:**      Ein Apoplex kann durch eine Ischämie des Gehirn verursacht werden.

*Einverstanden, oder nicht?*

*Also ich bin einverstanden.*

Ein **APOPLEX** ist eine **UMSCHRIEBENE DURCHBLUTUNGSSTÖRUNG DES GEHIRNS**, ein anderes Wort für Apoplex ist

➠ **ZEREBRALER GEFÄSSINSULT.**

➠ In **85 %** der Fälle handelt es sich um eine **MANGELDURCHBLUTUNG**, also eine **ISCHÄMIE**,
➠ in den restlichen **15 %** handelt es sich um eine **RHEXISBLUTUNG**, um eine **MASSENBLUTUNG**.

Ein Apoplex geht immer mit einer **HERDSYMPTOMATIK** einher: der gewiefte Neurologe kann anhand der klinischen Ausfallsymptome den Ort der Schädigung im Gehirn bestimmen.

Eine **ISCHÄMIE** entwickelt ihre neurologischen Herdsymptome normalerweise **LANGSAMER** als eine Rhexisblutung; eine drohende Ischämie kann sich durch die sog. **TIA**'s (*transitorisch ischämische Attakken*) ankündigen.
Unter einer TIA versteht man eine neurologische Herd- bzw. Ausfallssymptomatik, die sich **SPONTAN** innerhalb von 24 Stunden **WIEDER ZURÜCKBILDET.**

🕸 Eine **RHEXISBLUTUNG** ist prognostisch ungünstiger, besonders wenn außer der Arteriosklerose noch andere, prädisponierende Gegebenheiten vorliegen: Einnahme von **MARCUMAR** oder andere Gerinnungsstörungen.
Der Patient, der eine Massenblutung erleidet, hat schlagartig heftigstes **KOPFWEH** und wird schnell bewußtlos. Die Herdsymptome (*Reflexdifferenzen*) sind aber auch am bewußtlosen Patienten nachprüfbar!

➧ **2. Aussage:**      Ein Apoplex kann eine Halbseitenlähmung zur Folge haben.

*Einverstanden?*

*Einverstanden!*

Beim Ausfall der Pyramidenbahn **und** der Extrapyramidalbahn entsteht eine **SPASTISCHE HALB-SEITENLÄHMUNG**.

📖 **siehe Frage # 22**

*Die Kombination der beiden Aussagen: „Ein Apoplex kann durch eine Ischämie verursacht werden, weil eine Halbseitenlähmung resultieren kann" ist **Unsinn**.*

**58) Welche Aussage ist richtig?**

Zu den Symptomen einer Ulnarislähmung gehören:

**A)**      Unmöglichkeit, die Finger und das Handgelenk zu strecken
**B)**      Unmöglichkeit, die Finger kräftig gegen Widerstand zu spreizen
**C)**      Unmöglichkeit, den Arm im Ellenbogengelenk zu strecken
**D)**      nächtliche brennende Schmerzen im Bereich des Daumenballens
**E)**      Ausfall des Radius-Periost-Reflexes.

**Antwort:**

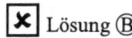 Lösung Ⓑ

*Der Ulnaris gehörte neben dem Medianus und dem Radialis zu den gern gefragten Nerven der Hand.*

Der **ULNARIS** innerviert die

- **BEUGER**, die im ulnaren Bereich am Unterarm liegen
  (*Leitmuskel M. flexor carpi ulnaris*), sowie die
- **KLEINEN HANDMUSKELN**
  (*diejenigen Muskeln, die in der Hand selbst liegen*).

Schwerpunkt ist auch hier die ulnare Seite, die **KLEINFINGERSEITE**.

Ⓑ Die kleinen Handmuskeln sind für das **SPREIZEN** und feste **SCHLIESSEN DER FINGER** verantwortlich. Die kleinen Handmuskeln sorgen auch dafür, daß man die Finger gleichzeitig **IM GRUNDGELENK
BEUGEN** und in den **MITTEL- UND ENDGELENKEN STRECKEN** kann.

Bei einem Ausfall des **N. ULNARIS** (*Schädigung oberhalb des Handgelenks*) kommt es, als Spätfolge
daher zu einer Überstreckung der Finger im Grundgelenk bei gleichzeitiger Beugung in den Mittel- und
Endgelenken

⮕ die **KRALLENHAND**.

Die Funktion der kleinen Handmuskeln, speziell des M. adductor pollicis testet man bei Verdacht auf eine
Ulnarisparese mit einem Holzspatel:
der Patient kann bei einem **ULNARISAUSFALL** den Spatel nicht zwischen dem **ZEIGEFINGER** und
dem **GESTRECKTEN DAUMEN** festhalten, er muß dazu den, am Unterarm medial liegenden Beuger
des Daumens einsetzen.

*Die medial liegenden Beugemuskeln werden, wie Sie ja wissen, vom **Medianus** versorgt.*

Ⓐ Ⓒ   Alle **STRECKER** werden vom **N. RADIALIS** versorgt: der M. triceps (*Streckung im Ellenbogen-gelenk*), sowie die Strecker des Handgelenks und der Finger im Grundgelenk.

Also: die

- **BEUGER** werden von 2 Nerven versorgt
- ○ **STRECKER** vom

- ● **ULNARIS**,
- ● **MEDIANUS**, die
- ○ **RADIALIS**.

Ⓔ   Was zum Lernen: der **M. BRACHIORADIALIS** wird auch noch vom **N. RADIALIS** versorgt (*der Muskel liegt auch in der Nähe der Fingerstrecker*). Beim Ausfall des M. brachioradialis fällt der **RADIUSPERIOSTREFLEX** aus - zum Auslösen dieses Reflexes wird der Ansatz der Sehne des M. brachioradialis am Radiusperiost gedehnt.

Ⓓ   Die brennenden nächtlichen Parästhesien gehören zum **KARPALTUNNELSYNDROM**, einem Kompressionssyndrom des **N. MEDIANUS**.

Der Nerv innerviert die **BEUGER** am Unterarm auf der medialen Seite. In die Hand tritt der N. medianus durch den Karpaltunnel ein, der durch die Handwurzeln und das Retinaculum flexorum gebildet wird. Die Äste, die in der Hand selbst liegen innervieren hauptsächlich motorisch den **DAUMENBALLEN** (*Thenar*) und sensibel die **Finger I, II, III** und die Radialseite des IV.

☞ Wichtig ist, daß der N. medianus **VEGETATIVE FASERN** enthält; vegetative Reizsyndrome äußern sich in **BRENNENDEN, KRIBBELNDEN SCHMERZEN**.

**59) Welche Aussage ist falsch?**

Bei der Epilepsie kann es zu folgenden direkten Komplikationen/Spätfolgen kommen:

A)      weitschweifiges, umständliches Denken
B)      Wirbelfrakturen
C)      Nackensteifigkeit
D)      Subkonjunktivalblutungen
E)      epidurales Hämatom

## Antwort:

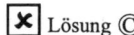 Lösung ©

Die **EPILEPSIE** (*der generalisierte Krampfanfall*) geht mit einem **GANZKÖRPERKRAMPF** und mit einem **BEWUSSTSEINSVERLUST** einher.

Das große Problem dabei ist, daß die Patienten stürzen, egal, wo sie sich grad befinden, und sich z. T. erheblich **VERLETZEN**.

Ⓔ    Eine klassische Folge eines Sturzes auf den Kopf ist das **EPIDURALE HÄMATOM**. Beim Zerreißen einer menigealen Arterie blutet es zwischen die Dura und den Schädelknochen.

Der Blutkuchen komprimiert das Gehirn und induziert zunächst unspezifische Zeichen:

- Kopfweh,
- Schwindel,
- Schläfrigkeit,
- Bewußtlosigkeit.

*Wissen Sie noch eine Besonderheit des epiduralen Hämatoms?*

☞ Die klinischen Zeichen können sich erst nach einer gewissen Zeit nach dem Unfall bemerkbar machen, ein **FREIES INTERVALL** ist möglich.

Ⓓ    Bei dem Krampf verkrampfen sich alle Muskeln, auch die Gesichtsmuskeln. Wenn die Augenlider extrem fest geschlossen werden, können sie **BLUTUNGEN** unter der Bindehaut des Auge verursachen. Der Patient hat dann einige Zeit einen „blutrünstigen" Blick, Folgeschäden resultieren aus dem Subkonjunktival-hämatom nicht.

Ⓑ Die **WIRBELFRAKTUREN** können auf zweierlei Arten entstehen: einmal durch den Sturz, zum zweiten aber auch durch den Zug der Muskeln.

*Täuschen Sie sich nicht: Sehnen und Muskeln sind in der Regel stärker als Knochen!*

Ⓐ Nach einer jahrelangen Karriere als Epileptiker macht sich die verminderte Anzahl an funktionierenden Hirnzellen irgendwann doch bemerkbar. Wie Sie wissen, entsteht bei jedem Anfall eine Hypoxämie, ein Sauerstoffmangel, und damit ein Verlust an Hirnzellen. Wenn Sie sich vorstellen, daß es Menschen gibt, die 2 x täglich einen epileptischen Anfall erleiden, dann sind einfach irgendwann nicht mehr genügend Hirnzellen vorhanden und es entsteht ein **ORGANISCH BEGRÜNDBARES PSYCHOSYNDROM**.

☞ Die Patienten werden **WEITSCHWEIFIG** in ihren Erzählungen, umständlich, verlieren den Faden und reden viel um des Redens willen. Sie werden zunehmend pedantisch, selbstgerecht, bigott und neigen zu Beziehungsideen. Bei Kränkungen können sie durchaus gewalttätig reagieren.
Später geht das Ganze in eine **DEMENZ** über.

*Allerdings hat man festgestellt, daß die Verwandten solcher Epileptiker in aller Regel auch solche Charakterzüge aufweisen ....*

Ⓒ **NACKENSTEIFE** gehört zu den **HIRNHAUT-REIZSYMPTOMEN**.
Bei der Epilepsie handelt es sich um eine Dysfunktion der Gliazellen - *die Hirnhäute sind ausnahmsweise unschuldig.*

Eine meningeale Reizung ist **nie** eine **direkte Folge** einer Epilepsie, höchstens eine indirekte, wenn sich der Patient beim Sturz z. B. ein (*offenes*) Schädel-Hirn-Trauma zugezogen hat.

*Fragen genau lesen!*

**60)Welche Aussage/n ist/sind richtig?**

Einer Pupillenverengung können folgende Ursachen zugrunde liegen:

**a)**    Meningitis
**b)**    Atropin
**c)**    Morphinabusus
**d)**    Horner-Syndrom
**e)**    Lues IV (*Neurolues*)


**A)**    Alle Aussagen sind richtig.
**B)**    Nur Aussagen b, c und d sind richtig.
**C)**    Nur Aussagen a, b, d und e sind richtig.
**D)**    Nur Aussagen a und d sind richtig.
**E)**    Nur Aussagen c, d und e sind richtig.

## Antwort:

☒ Lösung Ⓔ

- Eine **MIOSIS** (*enge Pupillen*) wird unter physiologischen Bedingung vom

    ⇒ **PARASYMPATHICUS** hervorgerufen,

○ die **MYDRIASIS** wird verursacht durch den

    ⇒ **SYMPATHICUS.**

☞ *Einfach merken: große Pupillen sind sympathisch.*

ⓐ Eine **MENINGITIS** geht mit einer Vielzahl von **SCHMERZEN** und **VEGETATIVEN ZEICHEN** einher.

Pupillenveränderungen können höchstens noch durch **HIRNDRUCKSYMPTOME** verursacht werden, eine Meningitis hat aber keinen Hirndruck im Schlepptau - höchstens umgekehrt.

ⓑ **ATROPIN** (*Tollkirsche, Stechapfel*) ist ein **PARASYMPATHICOLYTICUM**, es neutralisiert die Wirkung des Parasympathicus. Deshalb macht Atropin (*BELLADONNA!*) **große Pupillen.**

ⓒ Ganz typisches Kennzeichen der **CHRONISCHEN MORPHINVERGIFTUNG** sind die **STECKNADEL-KOPFGROSSEN PUPILLEN.** Morphin ist ein Mittel, das i. w. S. beruhigend und euphorisierend wirkt, also eher **PARASYMPATHICOTON.**

ⓓ Das **HORNERSYNDROM** ist ein Ausfallssyndrom des **HALSSYMPATHICUS**.

Da der Sympathicus (*Grenzstrang*) seinen Ursprung im Thorakalmark hat, müssen Nervenverbindungen geschaffen werden, die die glatte Muskulatur und die Drüsen des Kopfes sympathisch versorgen.

Bei einer Schädigung dieses Halsgrenzstrangs gibt es typische Augensymptome, die aus einem Überwiegen des **PARASYMPATHICUS** erklärbar sind:

- **MIOSIS** ➠ *enge Pupille,*

- **PTOSIS** ➠ *verengte Lidspalte: die Lidspaltenweite wird von einem glatten Muskel gesteuert,*
  📖 **siehe Amtsarztfragen HNO/AUGE**

- **ENOPHTALMUS** ➠ *der Augenbulbus ist nach hinten gesunken.*

ⓔ Bei der **SYPHILIS** im **STADIUM IV** ist das ZNS betroffen. Es kommt zur

☞

- **TABES DORSALIS** (*Befall der Hinterstränge des Rückenmarks*), zur

- **PROGRESSIVEN PARALYSE** (*Stirnhirnatrophie mit Demenz*) und zur

- **ARGYLL-ROBERTSON-PUPILLE.**
  ☼ *Es handelt sich um eine reflektorische Pupillenstarre, bei der die Pupille entrundet ist, sie reagiert auf* **KONVERGENZ**, *aber nicht auf Licht und weist eine ausgeprägte* **MIOSIS** *auf.*

**61)** Eine 60jährige Frau bekommt plötzlich rasende Kopfschmerzen, Brechreiz und Sehstörungen. Bei ihr ist seit 15 Jahren ein Diabetes Typ II bekannt, der diätetisch und mit Tabletten eingestellt ist.

**Welche Diagnose ist am unwahrscheinlichsten?**

A)   Akute Subarachnoidalblutung
B)   Akutes Glaukom
C)   Hypertone Krise
D)   Herzinfarkt
E)   Hypoglykämie

**Antwort:**

|☒| Lösung ⓓ

---

Ⓐ Eine **AKUTE SUBARACHNOIDALBLUTUNG** entsteht durch eine **ANEURYSMABLUTUNG**. Meistens geht der Blutung eine längere streßbeladene Zeit voraus. Die Ruptur setzt plötzlich und ohne Vorboten ein:

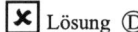

- stärkstes **KOPFWEH,**
- **ERBRECHEN,**
- Schweißausbruch,
- Blutdruck- Puls- und Körpertemperaturunregelmäßigkeiten bis hin zur Bewußtlosigkeit.

Es entwickelt sich eine

- **FREMDKÖRPERMENINGITIS,** bei der die
- Nackensteife besonders ausgeprägt ist.

Die Sehstörungen würden in diesem Fall einer **LICHTSCHEU** entsprechen.

☞ Bei unserer Patientin hätte der Diabetes mit der Subarachnoidalblutung nichts zu tun.

Ⓑ Ein **AKUTES GLAUKOM**, ein akut erhöhter Augeninnendruck, geht ebenfalls mit ausgeprägten vegetativen Symptomen einher.

✑ Die Patienten klagen über

- **AUGENSCHMERZEN,** die sich bald über den ganzen Kopf ausbreiten, sowie über
- allgemeine **MAGEN-DARM**-Zeichen (*Übelkeit, Erbrechen*).

☞ Differentialdiagnostisch verwertbar: die Glaukompatienten sehen im Anfall um Lichtquellen **FARBIGE RINGE**; im weiteren Verlauf der Erkrankung kann sich die Hornhaut des Auges trüben (*Sehstörungen*).

© Eine **HYPERTONE KRISE** ist, wie der Name schon sagt, ein krisenhafter Anstieg des Blutdrucks. Die hypertone Krise, z. B. bei einem **PHÄOCHROMOZYTOM**, geht ebenfalls mit starken Kopfschmerzen und Übelkeit einher, die Sehstörungen zu erklären wird schon schwieriger.

*Man müßte hier halt mal Blutdruck messen.*

Ⓔ Eine **HYPOGLYKÄMIE** geht zwar nicht mit rasenden Kopfschmerzen, aber doch mit einem deutlichen Kopfdruck einher.
Bei der Hypoglykämie kommt es im Anfang zu einer **ADRENERGEN GEGENREGULATION**:

- der Blutdruck steigt,
- die Herzfrequenz steigt,
- der Patient wird bleich, schwitzt und zittert, und ihm wird übel.

*Außerdem verbessert die Hypoglykämie sicherlich nicht die Laune: der Patient wird zum reißenden Wolf, wenn Sie sich zwischen ihn und dem Kühlschrank stellen.*
📖 **siehe AMTSARZTFRAGEN STOFFWECHSEL.**

☞ Hier würden wir den Diabetes unterbringen: die Patientin hat entweder zuwenig gegessen, oder zuviele Tabletten eingenommen.

Ⓓ Der **HERZINFARKT** geht zwar auch mit Übelkeit einher, aber die Sehstörungen und die Kopfschmerzen passen nicht rein.
☞ Es fehlen außerdem, als wichtiges differentialdiagnostisches Merkmal, die **RETROSTERNALEN HERZINFARKTSCHMERZEN**.
*(Bei einem stummen Infarkt würden auch keine Kopfschmerzen auftreten).*

62) Was versteht man unter Faszikulationen?

## Antwort:

**✗** Faszikulationen sind unwillkürliche Muskelzuckungen ohne Bewegungseffekt, die einen Hinweis auf eine neurogene Atrophie geben.

※ Bei Störungen des **MOTORISCHEN VORDERHORNS** werden die dazugehörigen Skelettmuskelfasern nicht mehr innerviert und atrophieren.
Nun ist es in der Praxis oft so, daß nur **EINZELNE** motorische Vorderhornzellen ausfallen; d. h. der Muskel als Ganzes ist schon noch funktionsfähig, nur eben nicht so kräftig wie normal.
Bei leichteren Schädigungen, wenn wirklich nur einzelne **MUSKELBÜNDEL** ausfallen, können eventuell die verbleibenden, intakten Muskelfasern hypertrophieren und der Muskel ist im täglichen Einsatz **BRAUCHBAR**.
☞ Es kommt also eher selten zu einer **SICHTBAREN ATROPHIE** des Muskels.

☞ Wenn man aber in einem verdächtigen Muskel blitzartig einschießende **ZUCKUNGEN VON MUSKELFASERN** sieht, kann man fast schon davon ausgehen, daß es sich um eine **INNERVATIONSSTÖRUNG** des Muskels, also um eine **NEUROGENE SCHÄDIGUNG** handelt.

☞ Diese faszikulären Zuckungen sind **SICHTBAR**, führen aber **NICHT** zu einem **BEWEGUNGSEFFEKT**.

✍ Man sucht dann auch andere Muskeln ab, um das wahre Ausmaß der Schädigung abschätzen zu können.

☞ Faszikulationen sind immer Hinweis auf eine Schädigung des motorischen Vorderhorns.

Bei Systemerkrankungen, die hauptsächlich das $\alpha$-Motoneuron ruinieren, sind sie daher recht häufig.

Beispiel ...

➠ Amyotrophe Lateralsklerose,
➠ Syringomyelie.

**63)** Ein 49jähriger Patient weist folgende Symptome auf:
zunehmende Verwahrlosung, zunehmende Konzentrationsstörung, sittliche Taktlosigkeit.
Keine weiteren auffälligen neurologischen Befunde, Herz/Kreislauf o. B., Wassermann negativ.

**Welche Diagnose vermuten Sie?**

**Antwort:**

☒ M. Pick.

Die zunehmende **KONZENTRATIONSSTÖRUNG** ist verdächtig auf ein **ORGANISCHES PSYCHOSYNDROM**.

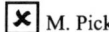 Das organische Psychosyndrom ist gekennzeichnet durch

          ● **WESENSÄNDERUNGEN**    ➠ *Störung des Antriebs und der Stimmung*

und durch

          ● **DEMENZ**    ➠ *hierzu gehören Orientierungsstörungen.*

📖 **siehe AMTSARZTFRAGEN PSYCHIATRIE.**

☞ Außer den internistisch begründbaren Ursachen für eine psychische Störung

        ● Hyperparathyreoidismus,
        ● Hyperthyreose,
        ● Hypoglykämie,
        ● alle Komaformen

sollten Sie 3 weitere Ursachen kennen:

       ① die vaskuläre Demenz auf dem Boden der Arteriosklerose

       ② der M. Alzheimer

       ③ der M. Pick.

*Hier geht es um den M. Pick.*

☀ Der **M. PICK** geht mit einer **ATROPHIE DES STIRNLAPPENS** einher, die später auch den Scheitellappen und das limbische System mit erfaßt.

Die Rinde in diesem Bereich schrumpft, man spricht von einem

    ⟹ Nußrelief des Gehirns.

*Jetzt müßte man noch wissen, welche Funktionen im Stirnlappen zu finden sind!*
📖 siehe **AMTSARZTFRAGEN NERVENSYSTEM VORKLINIK**

☀ Der **STIRNLAPPEN** dient der **MOTORIK** und enthält als primäres motorisches Rindenfeld

- den **GYRUS PRÄCENTRALIS,**
- die **SEKUNDÄREN MOTORISCHEN** Felder (*Beispiel: Broca-Sprachzentrum*) und auch
- die **TERTIÄREN MOTORISCHEN FELDER**, die dem Handlungsantrieb entsprechen; z. B. einem Tätigkeits- und Schaffensdrang oder auch der Ethik, die jeder Mensch verinnerlicht hat (*hoffen wir das beste*).

All das geht nun flöten, in der Fachsprache heißt das „**TRIEBHAFTE ENTARTUNG**".

☞ Die Patienten sind unkreativ, und können nicht einmal mehr Routinearbeiten ausführen.
Die **PERSÖNLICHKEITSSTRUKTUR VERGRÖBERT**, sie verlieren das Gefühl für **TAKT** und **SCHICKLICHKEIT**, zeigen (*Zitat*) „eine wahllose Gefräßigkeit", erzählen Ihnen Zoten und machen plumpe sexuelle Annäherungsversuche. Oft entwickelt sich ein Exhibitionismus.
Die Patienten vernachlässigen sich und verlieren jede geordnete, vorausschauende Initiative.
Später kommen Sprachstörungen hinzu und es entwickelt sich die **DEMENZ**.

☻ Der Prozeß ist progredient und nicht aufzuhalten. Krankheitsdauer im Durchschnitt 7 Jahre.

**64) Welche Aussage/n ist/sind richtig?**

Die folgenden Reflexe stellen pathologische Reflexe dar:

**a)**    Bauchhautreflex
**b)**    Babinskireflex
**c)**    Kornealreflex
**d)**    Oppenheimreflex
**e)**    Cremasterreflex


**A)**    Alle Aussagen sind richtig.
**B)**    Nur Aussagen a, b und c sind richtig.
**C)**    Nur Aussagen b, c und d sind richtig.
**D)**    Nur Aussagen a, b, d und e sind richtig.
**E)**    Nur Aussagen b und d sind richtig.

**Antwort:**

☒ Lösung Ⓔ

Man unterscheidet in der Neurologie 3 Gruppen von Reflexen:

① Die **EIGENREFLEXE.**

Bei der Dehnung der Sehnen kontrahiert sich der dazugehörige Muskel. Der Eigenreflex ist **NICHT ER-MÜDBAR** und ein Funktionstest für das betreffende **RÜCKENMARKSSEGMENT.**

Beispiele:
- ASR (*Achilles-Sehnen-Reflex*),
- PSR (*Patella-Sehnen-Reflex*),
- TSR (*Triceps-Sehnen-Reflex*),
- BSR (*Biceps-Sehnen-Reflex*) etc.

☞ Die Eigenreflexe können **GESTEIGERT** sein bei einer Störung der großen absteigenden Bahnen.

② Die **FREMDREFLEXE.**

Hier wird durch einen **SENSIBLEN HAUTREIZ** eine Muskelkontraktion ausgelöst. Dieser Reflex ist **POLYSYNAPTISCH** und ein Maß für die Zusammenarbeit von Neuronen. Fremdreflexe sind **ERMÜD-BAR.**

Beispiele:

ⓐ
- **BAUCHHAUTREFLEX**: Bestreichen der Bauchhaut führt zu einer Kontraktion des M. rectus abdominis

ⓒ
- **KORNEALREFLEX**: Berührung der Hornhaut des Auges (*vorsichtig!!*) führt zu einer Kontraktion des M. sphincter oculi

ⓔ
- **CREMASTERREFLEX**: Berührung der Haut an der Innenseite des Oberschenkels führt beim Mann zu einer reflektorischen Anhebung des Hodens (*M. cremaster*)
- **ANALREFLEX**:Berührung der Haut im Bereich des Anus führt zu einer Kontraktion des M. sphincter ani.

③ Die **PATHOLOGISCHEN REFLEXE**.

Sie sind beim gesunden Erwachsenen **NICHT** auslösbar.

☞ Wenn pathologische Reflexe **EINSEITIG AUSLÖSBAR** sind, sind sie beweisend für einen **PYRAMIDENBAHNSCHADEN**.

Beispiele:

ⓑ

ⓓ

- **BABINSKI**: Bestreichen des lateralen Fußrandes führt zu einer tonischen Hebung der großen Zehe.
- **OPPENHEIM**: festes Streichen entlang der Tibiakante nach unten führt ebenfalls zu einer Hebung der großen Zehe.
- **GORDON-REFLEX**: Kneten des Wadenmuskels bewirkt das selbe.
- **WARTENBERG**: Fingerhakeln (*feste Beugung in den Grundgelenken*) der Finger II bis V führt zu einer reflektorischen Adduktion des Daumens.

65)Nennen Sie 5 Ursachen einer Querschnittslähmung!

**Antwort:**

☒ Bandscheibenvorfall, Rückenmarkstumor, Meningeom der Rückenmarkshäute, Wirbelfrakturen, Schuß- und Stichverletzungen.

*Das Rückenmark liegt eigentlich recht gut geschützt; echte Verletzungen des Rückenmarks mit Gewebsuntergang und der Ausbildung eines Querschnittssyndroms sind, gottseidank, eher selten.*

Prinzipiell kann man folgende Ursachen in Betracht ziehen:

- Kompression von Außen (medialer Bandscheibenvorfall),
- alle **TUMOREN** des Rückenmarks und seiner Häute,
- **TRAUMATA,**
- **ENTZÜNDUNGEN** (*Myelitis*),
- **MISSBILDUNGEN.**
- Sehr selten kommt auch mal eine unsachgerechte **LIQUORPUNKTION** hinzu.
- §§ *Eine Liquorpunktion unterlassen Sie als Heilpraktiker daher in jedem Fall.*
- Gelegentlich kann auch eine **MS** oder **LUES IV** zu einem Querschnittssyndrom führen.

☞ Symptome:

Unterhalb der Schädigungsstelle handelt es sich neurologisch um

- eine **DOPPELSEITIGE ZENTRALE LÄHMUNG,**
- ○ einen **DOPPELSEITIGEN** kompletten **VERLUST DER SENSIBILITÄT** und um
- ▣ **VEGETATIVE STÖRUNGEN.**

● Die muskulären Störungen sind durch

>  ● **PATHOLOGISCHE REFLEXE** und
>  ● **GESTEIGERTE EIGENREFLEXE** nachzuweisen.

Durch die Eigenaktivität des Rückenmarks können auch komplexe

>  ● **BEUGE- ODER STRECKSYNERGIEN** auftreten (*im Klartext: die Arme und Beine führen Bewegungen selbsttätig aus*).

○ Der Verlust der **SENSIBILITÄT** schließt alle Qualitäten ein: die

>  ○ epikritische Sensibilität, die
>  ○ Tiefensensibilität, die
>  ○ Schmerzempfindung.

▓ Die **VEGETATIVEN STÖRUNGEN** machen sich in einer

>  ▓ **BLASEN- UND DARMINKONTINENZ** bemerkbar, sowie in einem
>  ▓ **VERLUST DER POTENZ.**

*Eigentlich logisch, oder?*

☞ Eine Besonderheit gibt es noch: bei einer akuten Schädigung kommt es im Anfang zum „**SPINALEN SCHOCK**", d. h. einer kompletten, aber **SCHLAFFEN** motorischen Lähmung. Das oben beschriebene „richtige" Bild entwickelt sich erst nach einiger Zeit.

**66)** Ein Patient weist folgende Symptome auf:
herabhängende Augenlider, Doppelbilder, Stimmlosigkeit und Schluckbeschwerden.
Die Beschwerden werden im Verlauf des Tages schlimmer.

**An welche Erkrankung denken Sie?**

**A)**　endogene Depression
**B)**　Botulismus
**C)**　Polyneuropathia diabetica
**D)**　Myasthenia gravis
**E)**　Konversionsneurose

## Antwort:

[**X**] Lösung Ⓓ

Ⓐ *Pfui, durchgefallen, eine **ENDOGENE DEPRESSION** ist durch das **MORGENTIEF** gekennzeichnet! Wenn die Beschwerden im Laufe des Tages schlimmer werden, würde das maximal auf eine **NEUROSE** hinweisen.*

📖 **siehe Amtsarztfragen PSYCHIATRIE**

Ⓔ Für eine **KONVERSIONSNEUROSE** sind die Beschwerden aber viel zu einheitlich. Der Neurotiker klagt immer lautstark über eine ganze Menge Beschwerden, aus **UNTERSCHIEDLICHEN ORGAN-SYSTEMEN**.

☞ Schauen Sie doch mal genau hin: hier handelt es sich um lauter **MUSKULÄRE SYNDROME**: Lidheber, Augenbulbusmuskeln, Kehlkopfmuskeln, Pharynx.

▽ Außerdem ist die Diagnose einer **PSYCHOSOMATISCHEN ERKRANKUNG** immer nur dann gerechtfertigt, wenn wirklich **alle** Untersuchungen abgeschlossen und **NORMAL** ausgefallen sind!

Ⓑ **BOTULISMUS** ist eine Intoxikation mit Botulinustoxin (*meldepflichtig bei VET*), die leider nicht morgens, wenn die Patienten aufstehen, von alleine besser wird. Das Botulinustoxin hemmt die **ACETYLCHOLIN-ÜBERTRAGUNG** an der motorischen Endplatte; die Patienten haben zwar u. a. auch Augensymptome, die Erscheinungen (*Lähmungen*) werden aber ohne Therapie immer schlimmer und wandern abwärts, bis sie das Zwerchfell erreicht haben...

📖 **siehe Amtsarztfragen INFEKTIONSKRANKHEITEN**

Ⓒ Zur Abwechslung war es diesmal auch nicht die **POLYNEUROPATHIE**. Eine Polyneuropathie weist Störungen im **SENSIBLEN UND MOTORISCHEN** Bereich auf; außerdem fängt sie meist an den Extremitäten an.

Ⓓ Dann bleibt wohl nur noch die **MYASTHENIA GRAVIS**, oder **MYASTHENIA PSEUDO-PARALYTICA** übrig.

※ Die **MYASTHENIE** ist eine **AUTOAGGRESSIONSKRANKHEIT**, bei der **ANTIKÖRPER GEGEN DIE ACETYLCHOLINREZEPTOREN** der motorischen Endplatte gebildet werden.

☞ Es resultiert daraus eine **ABNORME ERMÜDBARKEIT** der Skelettmuskulatur, die bei Belastung zunimmt.

*Stellen Sie sich vor, statt 100 Rezeptoren wären jetzt bloß noch 10 funktionsfähig. Damit kann nur noch ein Zehntel der Nerveninformation auf den Muskel übertragen werden. Wenn der Muskel sich stark kontrahieren soll, muß der Nerv übermäßig viel feuern, damit überhaupt eine Signalübertragung stattfindet. Bei der 100. starken Kontraktion ist das Nerv-Muskel-Gespann einfach erschöpft: die Muskelkraft läßt nach.*

☞ Bei Skelettmuskeln, die einen **DAUERTONUS** haben, fällt das natürlich besonders auf. Der **LIDHEBER** tut seinen Dienst z. B. Tag für Tag, vom Aufstehen bis zum Schlafengehen (*höchsten nachmittags gegen 14.$^{oo}$ Uhr eine kleine Erholungspause*).

*Gegen Abend fällt Ihnen zwar vielleicht auch das Auge zu, der Myastheniepatient fängt damit aber etliche Stunden vor Ihnen an; das Oberlid verdeckt die Pupille und der Patient sieht tatsächlich nichts mehr. Das Fatale ist: je mehr er sich anstrengt, und die Augen aufreißen will, desto insuffizienter wird die Aktion des Lidhebers.*

Die **AUGENMUSKELN** sind auch ständig unter Tonus: denken Sie nur dran, daß immer beide Augen auf das gleiche Ziel gerichtet werden müssen, damit man räumlich sehen kann (*wir sind ja kein Chamäleon*). Am Nachmittag-Abend schaffen es diese Muskeln auch nicht mehr: der Patient hat **DOPPELBILDER**. Beim längeren oder lauteren **SPRECHEN** gilt das gleiche für die Kehlkopfmuskulatur: die Stimme wird kraftlos, heiser und leise.
Unser Patient hat auch schon **SCHLUCKSTÖRUNGEN** - kein gutes Zeichen.

❀ Die Krankheit schreitet fort, bis irgendwann die **ATEMMUSKULATUR** betroffen ist...

67) Eine 63jährige Patientin berichtet Ihnen, daß bei ihr gestern rechtsseitige Parästhesien und Lähmungen am Arm sowie Sprachstörungen aufgetreten seien. Vor 3 Wochen war bereits etwas Ähnliches aufgetreten.

Die neurologische Untersuchung ergibt einen Normalbefund.

**Es handelt sich am ehesten um folgende Krankheit**

A)    HWS-Syndrom mit Durchblutungsstörungen des Armes
B)    Gehirnmetastasen
C)    Subdurales Hämatom
D)    Arterielle Durchblutungsstörungen
E)    hirnorganisches Anfallsleiden

**Antwort:**

[X] Lösung Ⓓ

Ⓓ  Neurologische Herdsyndrome, die sich spontan innerhalb von 24 Stunden wieder zurückbilden, nennt man **TIA's** (*transitorisch ischämische Attacken*).

☼  **TIA's** kündigen einen **SCHLAGANFALL**, eine **ISCHÄMIE** an.

☼  Pathophysiologisch handelt es sich um eine **MINDERDURCHBLUTUNG** von Hirngewebe, wobei aber nur sehr wenige Nervenzellen tatsächlich zugrunde gegangen sind. Es bildet sich ein **ÖDEM** aus, das im wesentlichen für die Symptomatik verantwortlich ist. Das Ödem wird rasch resorbiert, die neurologischen Herdsyndrome bilden sich spontan wieder zurück.

▼  Eine TIA ist immer sehr ernst zu nehmen: der Patient soll sich bald beim **NEUROLOGEN** vorstellen. Man untersucht die Gehirnarterien; vielleicht kann man eine Stenose an der Carotis interna/communis **OPERIEREN**.

☞ Wenn man die Hände in den Schoß legt und wartet, kommt der nächste Schlaganfall bestimmt, und der kann der letzte sein.

Ⓐ  Das **HWS-SYNDROM** geht mit Nacken-, bzw. Kopfschmerzen einher. Bei einem Kompressionssyndrom kommt es zu

- **RADIKULÄREN SCHMERZAUSSTRAHLUNGEN** in den Arm und in die Hand, der
- Arm fühlt sich **SCHWER** an (*Muskelschwäche*), die
- **EIGENREFLEXE SIND ABGESCHWÄCHT** und es treten
- **SENSIBILITÄTSSTÖRUNGEN** auf.

Bei Durchblutungsstörungen sind die Radialispulse rechts und links unterschiedlich stark ausgeprägt.

Ⓑ   Bei **GEHIRNMETASTASEN** treten Herdsymptome auf, die **NICHT** spontan verschwinden. Die Sprachstörungen etc. würden im Laufe der Zeit eher schlimmer werden.

Ⓒ   Das **SUBDURALE HÄMATOM** stellt eine **RAUMFORDERUNG** dar:

- Bewußtseinseinschränkung,
- Kopfweh,
- meningeale Reizsymptome bis hin zum
- Koma.

Ⓔ   Das war echt daneben: ein epileptischer Anfall geht mit

- **BEWUSSTSEINSTRÜBUNG** (*kleine und Herdanfälle*) oder mit
- **BEWUSSTLOSIGKEIT** (*großer Anfall*) einher.

Herdsymptome treten **NICHT** auf.

**68) Ordnen Sie zu:**

| | | | |
|---|---|---|---|
| **1.** | Fallhand | **A)** | N. ulnaris |
| **2.** | Krallenhand | **B)** | N. peronäus |
| **3.** | Steppergang | **C)** | N. medianus |
| **4.** | Bügeleisengang (*Hackenfuß*) | **D)** | N. radialis |
| **5.** | Schwurhand | **E)** | N. tibialis |

**Antwort:**

☒　①➡ⓓ　　②➡ⓐ　　③➡ⓑ　　④➡ⓔ　　⑤➡ⓒ

*Einige periphere Nerven sollte man schon näher kennen.*

① Der **N. RADIALIS** ist am Arm für die **STRECKER** verantwortlich:

- den **TRICEPS,**
- die **FINGERSTRECKER** und
- den **M. BRACHIORADIALIS** (*der Muskel liegt auf der Streckseite des Unterarms*).

☞ ➡ Bei einem kompletten Ausfall des Radialis kann daher weder die Hand noch die Finger gestreckt werden

　　➡ die **FALLHAND.**

➡ Bei einer **MITTLEREN RADIALISLÄHMUNG** (*Oberarmfraktur z. B.*) fällt zusätzlich der **RPR** (*Radius-Periost-Reflex*) aus,

➡ bei einer **OBEREN RADIALISLÄHMUNG** (*Druck z. B. von Krücken in die Achselhöhle*) fällt auch der **TSR** aus.

② Der **N. ULNARIS** innerviert die **BEUGER** auf der Kleinfingerseite des Arms und die **KLEINEN HAND-MUSKELN,** die dafür sorgen, daß die Finger gleichzeitig im Grundgelenk gebeugt und in den Mittel- und Endgelenken gestreckt werden können.

📖 **siehe Amtsarztfragen BEWEGUNGSAPPARAT**

☞ Wenn diese Funktion fehlt, entsteht ...

　　➡ die **KRALLENHAND.**
　　*Überstreckte Finger im Grundgelenk, gebeugt in den distalen Gelenken.*

Der N. ulnaris wird gerne auf Höhe des Ellenbogens geschädigt.

(5) Der 3. im Bunde der Armnerven ist der **N. MEDIANUS**. Er innerviert die **BEUGER** auf der Daumenseite des Unterarms und führt eine Menge **VEGETATIVER FASERN** mit sich.

☞ Das führt dazu, daß beim **KARPALTUNNELSYNDROM** gemeine, **BRENNENDE SCHMERZEN** in der Hand (*daumenseitig*) auftreten.

☞ Bei einer **MEDIANUSSCHÄDIGUNG** können die Finger der Daumenseite nicht mehr gebeugt werden. Wenn der Patient eine Faust machen will, beugen sich die Finger IV und V; die Finger I bis III bleiben gestreckt

⮕ die **SCHWURHAND**.

Der **N. ISCHIADICUS** (Nerv des Plexus lumbo-sacralis) teilt sich auf in den **N. PERONÄUS** und den **N. TIBIALIS**.

(3) Der **N. PERONÄUS** innerviert die

- **MM. PERONÄI**, die
- **ZEHENSTRECKER** und den
- **M. TIBIALIS ANTERIOR**.

☞ Bei einer Schädigung des Nerven hängt der Fuß und die Zehen herunter, der Patient kann nicht auf den Fersen stehen. Das Gangbild nennt man

⮕ **STEPPERGANG oder HAHNENTRITT**,

weil der Patient bei jedem Schritt vermehrt das Knie anziehen muß, um den Ausfall der Fußheber auszugleichen.

*Erinnern Sie sich? Der Nerv kann geschädigt werden durch einen zu fest sitzenden Gips am WADEN-BEINKÖPFCHEN oder bei KNIEGELENKSAFFEKTIONEN (Luxationen, Brüche). Er kann sogar alleine durch längeres Sitzen mit übergeschlagenen Unterschenkeln in Mitleidenschaft gezogen werden.*

④ Der **N. TIBIALIS** innerviert den

- **M. TRICEPS SURAE**, den
- **M. TIBIALIS POSTERIOR**, die
- **ZEHENBEUGER** und die
- **KLEINEN FUSSMUSKELN.**

Er wird also gebraucht, wenn man sich auf die Zehenspitzen stellen will, oder wenn der Untersucher den **ACHILLESSEHNENREFLEX** testet.

Bei einer Schädigung wird das **FUSSGEWÖLBE ATROPHISCH** und der Patient kann **NICHT AB-ROLLEN.**

Etwas unelegant, aber anschaulich nennt man das

➠ **BÜGELEISENGANG.**

**69) Welche Aussage ist richtig?**

Nach einem Schlaganfall kommt es zu einer spastischen Lähmung.

Die Spastik wird erklärt durch die Tatsache, daß ...

**A)** ..... durch den Schlaganfall alle Leitungsbahnen zu den betreffenden Muskeln unterbrochen sind.

**B)** ..... die Eigenreflexe vermindert sind.

**C)** ..... nur die Pyramidenbahn betroffen ist.

**D)** ..... die Nervenbahnen im Halsmark kreuzen

**E)** ..... Alle Aussagen sind falsch.

## Antwort:

☒ Lösung Ⓔ

☀ Eine **SPASTIK** ist ein Überwiegen der **KLEINHIRNMOTORIK** und entsteht, wenn sowohl die

- **PYRAMIDENBAHN** als auch die
- **EXTRAPYRAMIDALBAHN** ausfällt.

Das **KLEINHIRN** bemüht sich, dem Körper eine möglichst **STABILE HALTUNG** zu verpassen: die

| | | |
|---|---|---|
| **ARME** sind | ➡ | **gebeugt**, die |
| **BEINE** sind | ➡ | **gestreckt**. |

Alle Muskeln haben einen bestimmten **TONUS**, d. h. es kommt **NICHT** zu einer **MUSKELATROPHIE**.

🔅 Allerdings kann die Spastik durch den verstärkten, einseitigen Muskelzug zu Fehlstellungen der Gelenke oder zu Kontrakturen führen.

👁 Deshalb müssen spastisch gelähmte Gliedmaßen sanft, aber regelmäßig **BEWEGT** werden.

Ⓐ Wenn tatsächlich **ALLE LEITUNGSBAHNEN** zu dem betreffenden Muskel unterbrochen wären, müßte die Schädigung im **MOTORISCHEN VORDERHORN** des Rückenmarks liegen. Ein Schlaganfall spielt sich aber im Gehirn ab.

Außerdem kommt es bei einer kompletten Denervierung zu einer **MUSKELATROPHIE** und nicht zu einer Spastik.

Ⓑ Die **EIGENREFLEXE** sind ebenfalls bei Schädigungen des Rückenmarks vermindert. (*Einseitig*) Verminderte Eigenreflexe findet man bei einer Krafteinschränkung (***PARESE***) des Muskels. Bei einer kompletten Kraftlosigkeit spricht man von einer

> ➠ **PARALYSE.**

Ⓒ Bei isolierten **SCHÄDIGUNGEN DER PYRAMIDENBAHN** entsteht eine Störung der **FEINMOTORIK**. Wenn der Patient besonders feine Arbeiten machen will (*Ziel-Greifen, Nadel-einfädeln*) kommt es jetzt zu **MASSENBEWEGUNGEN**: anstatt nur der Finger wird der ganze Arm bewegt. Die Bewegungen sehen aus wie die eines **SÄUGLINGS**.

☺ Diese Patienten können sich im Alltag in der Regel noch ganz gut helfen.

Ⓓ Die Nervenbahnen kreuzen **NICHT** im Halsmark.
📖 **siehe AMTSARZTFRAGEN NERVENSYSTEM VORKLINIK.**

Die **HINTERSTRÄNGE** (*epikritische Sensibilität*) und die **PYRAMIDENBAHN** (*Willkürmotorik*) kreuzen in der **MEDULLA OBLONGATA**. Das führt dazu, daß sich eine Schädigung der **RECHTEN** Großhirnhemisphäre auf der **LINKEN** Körperseite bemerkbar macht.

70) Ein 42jähriger Patient klagt über Muskelkrämpfe und Schwäche an den Beinen, sowie Kreuzschmerzen im LWS-Bereich. Die Schwäche ist vor 2 Monaten aufgetreten; die Symptome haben seit dieser Zeit kontinuierlich zugenommen.
Die Untersuchung ergibt: deutliche Abflachung beider Wadenmuskeln (*M. triceps surae*) und des rechten M. quadriceps. PSR seitengleich schwach, ASR beidseits nicht auslösbar, BSR (*Bicepssehnenreflex*) rechts deutlich stärker (*Klonus*) als links ausgeprägt. Muskelfaszikulationen an beiden Beinen und an den Armen beobachtbar, Lasègue negativ.
Keine Sensibilitätsstörungen oder Blasen-Mastdarmstörungen nachweisbar.

**Welche Aussage/n ist/sind richtig?**

a)      Es handelt sich am ehesten um ein Meningeom der Rückenmarkshäute.
b)      Es handelt sich um eine typische diabetische Polyneuropathie.
c)      Es muß ein Elektromyogramm veranlaßt werden.
d)      Es ist sowohl das erste, als auch das zweite motorische Neuron betroffen.
e)      Es handelt sich am ehesten um ein Post-Poliomyelitis-Syndrom.

A)      Nur Aussagen c und d sind richtig.
B)      Nur Aussagen a und c sind richtig.
C)      Nur Aussage b ist richtig.
D)      Nur Aussagen c und e sind richtig.
E)      Nur Aussage e ist richtig.

**Antwort:**

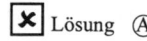 Lösung Ⓐ

*Sortieren wir mal:*

● ABFLACHUNG BEIDER WADENMUSKELN und des rechten QUADRICEPS: entweder liegt die Schädigung in den MUSKELN selbst oder im dazugehörigen NERV bzw. MOTORISCHEN VOR-DERHORN.

● Die KREUZSCHMERZEN könnten auf einen BANDSCHEIBENVORFALL hinweisen; da aber der LASÈGUE NEGATIV ist und keine Entleerungsstörungen der Blase und des Mastdarms auftreten, wie man es bei einem beidseitigen Beinbefund erwarten würde, kann man den Bandscheibenprolaps wohl AUSSCHLIESSEN.

● AUSFALL DES ASR deutet wieder auf den MUSKEL oder das MOTORISCHE VORDERHORN hin. Wenn der Nerv (*N. tibialis*) oder die Wurzel (*S₁*) betroffen wäre, hätte man außerdem mit sensiblen Symptomen, also mit Schmerzen und Gefühlsstörungen zu rechnen.

☞ *Der Verdacht verdichtet sich: das MOTORISCHE VORDERHORN des Rückenmarks ist betroffen.*

MUSKELFASZIKULATIONEN sind Hinweis auf eine DENERVIERUNG der Skelettmuskeln. Wenn ARME UND BEINE betroffen sind, muß es sich um eine SYSTEMISCHE KRANKHEIT handeln, die das ganze motorische System und nicht nur einzelne Abschnitte betrifft.

☞ Jetzt müssen wir nur noch den einseitig GESTEIGERTEN BICEPS-SEHNEN-REFLEX auf die Reihe bekommen: Eigenreflexe sind bei einer SPASTIK gesteigert. Eine Spastik entsteht beim Ausfall überge-ordneter motorischer Zentren (*Pyramidensystem, Extrapyramidalsystem*).

☞ Zusammenfassung: vermutlich handelt es sich um eine SYSTEMERKRANKUNG, die die MOTORI-SCHEN SYSTEME DES RÜCKENMARKS und des GEHIRN betrifft.

ⓐ Ein **MENINGEOM** der Rückenmarkshäute verursacht einen (*inkompletten*) **QUERSCHNITT**; man würde

- **SENSIBILITÄTSSTÖRUNGEN,**
- **SCHMERZEN** und
- **VEGETATIVE ZEICHEN** (*Blasenentleerungsstörungen*) nebeneinander erwarten.

ⓑ Die typische diabetische **POLYNEUROPATHIE** macht sich in

- handschuh- und strumpfförmigen Sensibilitätsstörungen und in
- vegetativen Syndromen, wie „burning feet" bemerkbar.

📖 **siehe AMTSARZTFRAGEN STOFFWECHSEL.**

ⓒ Bei einer **ELEKTROMYOGRAMM** untersucht man die Aktivität der **MOTORISCHEN EINHEIT**. Man sticht dünne Nadelelektroden in den Muskel und leitet die elektrische Aktivität ab. Beim ruhenden, entspannten Muskel sieht man die sog. **RUHEAKTIVITÄT** (*die dem Ruhetonus des Muskels entspricht*). Wenn man **GAR NICHTS** ableiten kann, ist der Muskel komplett **DENERVIERT** (=*Paralyse*). Man kann im EMG aber sehr genau **FASZIKULATIONEN** darstellen: sie sind pathognomonisch (*hinweisend auf*) eine Denervierung des Muskels.

Da wir hier den Verdacht geäußert haben, daß ein Nervenschaden vorliegen könnten, wäre das EMG die nächstliegende, sinnvolle Untersuchung.

ⓓ Unter dem **1. MOTORISCHEN NEURON** versteht man Neurone, die ihren Ursprung im **GROSSHIRN** haben. Das klassische 1. motorische Neuron sitzt im **GYRUS PRÄCENTRALIS** (*Ursprung der Pyramidenbahn*).

Das **ZWEITE MOTORISCHE NEURON** ist die motorische Vorderhornzelle;

➠ *sie haben wir ja sowieso schon in Verdacht.*

Nun ja, der einseitig gesteigerte Eigenreflex des Biceps läßt sich eigentlich nur mit einer **SPASTIK** erklären, mit einer überschießenden Kleinhirninnervation. Damit die Spastik zum Tragen kommt, müssen die **PYRAMIDENBAHN** und die **EXTRAPYRAMIDALBAHN** gestört sein

➠ *also ist hier eine Störung des 1. motorischen Neurons auch zu vermuten.*

(e)  Ein **POST-POLIO-SYNDROM**, tritt, wie der Name sagt, nach eine **POLIOMYELITIS** auf, und zwar nach ca. 30 Jahren nach der Ersterkrankung.

☼ Die Erklärung ist folgende: da bei einer Polio Vorderhornzellen zugrunde gehen, müssen die Nachbarzellen einspringen und den Muskel mit versorgen. Diese Doppelbelastung (*Versorgung des eigenen Muskels und des „Adoptiv-Muskels"*) halten sie etwa 30 Jahre aus, dann sind sie aufgearbeitet. Die Muskellähmung wird dann wieder schlimmer und betrifft jetzt auch die Muskeln, die durch die Nachbarsegemente versorgt werden.

Das Post-Polio-Syndrom ist zwar auch rein motorisch, betrifft aber nur das **ERSTE MOTORISCHE NEURON**;

☞ eine Spastik tritt nicht auf.

☼ Der langen Rede kurzer Sinn: bei der beschriebenen Erkrankung handelt es sich um die **AMYOTROPHE LATERALSKLEROSE** (*ALS*) oder auch **PROGRESSIVE SPINALE MUSKELATROPHIE** genannt. Sie gehört zu der Sorte von Krankheiten, denen man nach Möglichkeit tunlichst aus dem Weg geht. Sie ist die häufigste Systemkrankheit des ZNS und ist im Zunehmen begriffen.

☞ Sie ist gekennzeichnet durch **SCHLAFFE** und **SPASTISCHE LÄHMUNGEN** nebeneinander, wobei im Unterschied zur Multiplen Sklerose Sensibilitätsstörungen und vegetative Störungen **fehlen**.

Wenn die Erkrankung die motorischen Kerne des **HIRNSTAMMS** erfaßt, kann sog. **PATHOLOGISCHES LACHEN UND WEINEN** auftreten: die Gesichtsmuskeln sind auch quergestreifte Muskeln und können bei dieser Erkrankung ein Eigenleben führen.
Eine **PERSÖNLICHKEITSVERÄNDERUNG** tritt **NICHT** auf.

☠ Die Krankheit ist unaufhörlich progredient; der Patient stirbt nach einer durchschnittlichen Erkrankungsdauer von 3 Jahren an einer Atemlähmung.

71) Ein Kind wurde beim Hinfallen von seiner Mutter kräftig am Arm nach oben gezogen. Seitdem hält es sich öfters den Arm und kann den Ellenbogen nicht mehr richtig beugen.

**Was liegt Ihrer Meinung nach vor?**

## Antwort:

**[X]** Ein Plexusausriß.

Ein Ausriß des **PLEXUS BRACHIALIS** kommt vor, wenn der Arm bei Unfällen kräftig **NACH OBEN** gerissen wird.

Diese Art von Verletzung ist prognostisch ungünstig, da es sein kann, daß die **NERVENWURZEL** aus dem Rückenmark mit herausgerissen worden sind (*Kennzeichen: blutiger Liquor*).

Klinisch unterscheidet man zwischen der

- **OBEREN PLEXUSLÄHMUNG** (*Erb'sche Lähmung*), die die
- **UNTEREN PLEXUSLÄHMUNG**, die die

- Wurzeln $C_5$ und $C_6$ betrifft und der
- Wurzeln $C_8$ bis $Th_1$ betrifft.

- Bei der **OBEREN PLEXUSLÄHMUNG** sind diejenigen Muskeln betroffen, die

      ➠ vom Thorax   ➠ zum Arm ziehen.

(*Pectoralis, Supra- und Infraspinatus*), sowie der M. deltoideus und der Biceps.

Der Arm kann also **nicht**

      ➠ im **SCHULTERGELENK** gehoben,
      ➠ nach außen gedreht und
      ➠ im **ELLENBOGENGELENK** gebeugt werden.

Der **BSR** ist natürlich ausgefallen.

**SENSIBEL** versorgen die Wurzeln $C_5$ und $C_6$ die **AUSSENSEITE DES OBERARMS** und die **RADIALE STRECKSEITE DES UNTERARMS**.

In diesem Bereich liegt Ihr Zielpunkt, wenn Sie den **RPR** auslösen wollen: dieser Reflex fällt also aufgrund der Sensibilitätsstörung ebenfalls aus.

Bei dem Kind scheint es sich also um eine obere Plexusschädigung zu handeln.

- Die **UNTERE PLEXUSLÄHMUNG** (*Klumpke'sche Lähmung*) betrifft die **KLEINEN HAND-MUSKELN** und die **FINGERBEUGER**, sowie den **TRICEPS**. Zusätzlich kann auch eine Schädigung des **HALS-GRENZSTRANGS**, im Sinnes eines **HORNER-SYNDROMS** auf der geschädigten Seite auftreten.

**72) Beurteilen Sie beide Aussagen und die Verknüpfung:**

Ein Decerebrationssyndrom kann bei der Arteriosklerose entstehen,

**weil**

es sich dabei um eine funktionelle Abkoppelung des Hirnmantels vom Hirnstamm handelt.

| | |
|---|---|
| **A)** | Beide Aussagen und die Verknüpfung sind richtig. |
| **B)** | Beide Aussagen sind richtig. |
| **C)** | Nur die erste Aussage ist richtig. |
| **D)** | Nur die zweite Aussage ist richtig. |
| **E)** | Keine Aussage ist richtig. |

**Antwort:**

**☒** Lösung Ⓓ

Ein **DECEREBRATIONSSYNDROM**, oder auch **APALLISCHES SYNDROM** genannt, entsteht durch Störungen im Bereich des **MITTELHIRNS**.

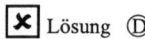 Durch Mechanismen, die noch nicht so genau bekannt sind, kommt es zu einer Art Querschnittssyndrom im Gehirn, wobei die Nerven im diesem Bereich nicht unbedingt makroskopisch nachweisbar zerstört sein müssen.

Wenn man die zugrundeliegende Schädigung behebt, ist ein Decerebrationssyndrom grundsätzlich **REVERSIBEL**.

Als **URSACHEN** kommen in Frage:

- schweres Schädel-Hirn-Trauma,
- Encephalitis,
- Vergiftungen (*Psychopharmaka, Opiate, E 605*),
- Sauerstoffmangel oder eine
- Einklemmung des Hirnstamms im Tentoriumsschlitz bei einem Hirntumor im Großhirnbereich.

☞ Die klinischen Symptome können Sie sich ableiten: der Patient hat eine

● komplette, **ZENTRALE LÄHMUNG** aller Extremitäten (*Tetraparese*).

● Die Arme sind gebeugt, die Beine sind gestreckt: das Vollbild der **SPASTIK**.

● Sämtliche **PATHOLOGISCHEN REFLEXE** der Arme und Beine sind vorhanden; oft zeigen die Patienten einen „Spontanbabinski".

● Nach Afferenzen verstärken sich spontan die Muskelkontraktionen (*Krämpfe*); es können auch Ganz-körper-**STRECKKRÄMPFE** auftreten.

● Der Hirnstamm funktioniert, d. h. die **VEGETATIVEN FUNKTIONEN** (*Atmung, Kreislauf-regulation*) sind intakt; vom Vegetativen her ist das Decerebrationssyndrom nicht lebensbedrohlich.

● Da der Patient jedoch keinen Muskel mehr willkürlich bewegen kann (*auch die Augenmuskel- und Gesichtsmuskelkerne befinden sich im Hirnstamm*), ist es nicht möglich, mit ihm Kontakt aufzunehmen.

*Je nach Schädigung, die vorliegt, ist die Natur jedoch so gnädig, und versenkt den Patienten in ein Koma, in eine Bewußtlosigkeit.*

Noch ein Wort zu den Lähmungen, damit keine Mißverständnisse auftreten: die **FACIALISKERNE** im Hirnstamm erfreuen sich bester Gesundheit. Der Facialis funktioniert; **er wird nur nicht mehr vom Großhirn gesteuert**.

Von einer zentralen Facialislähmung spricht man jedoch, wenn der Kern eine Schädigung aufweist; das ist hier nicht der Fall

➠ also keine zentrale (*und auch keine periphere*) Facialsparese.

Bei der **ARTERIOSKLEROSE** entsteht entweder

- ein **APOPLEX** mit einer Halbseitenlähmung oder es entsteht
- ein allgemeiner **HIRNABBAU** durch die Verminderung der Blutversorgung.

Es kommt dann zu einer, langsam zunehmenden **DEMENZ.**

**73) Welche Aussage ist falsch?**

Zu den Symptomen einer Migräne können gehören:

**A)**    Überempfindlichkeit gegen Sinnesreize
**B)**    Gesichtsfeldausfälle
**C)**    passagere Lähmungen
**D)**    Auftreten einer Aura
**E)**    Erbrechen

**Antwort:**

☒ Lösung ⒟

⒟   Die **AURA** gehört zu der **EPILEPSIE**; sie kann zu Beginn eines **GRAND-MAL-ANFALLS** auftreten.
Eine Aura ist eigentlich eine abnorme Sinneswahrnehmung, die in ganz seltenen Fällen auch einmal das
einzige Symptom einer Epilepsie darstellen kann.

Zu einer Aura können

- **MISSEMPFINDUNGEN** am Körper gehören, oder
- **SCHWEISSAUSBRÜCHE**,
- **HERZKLOPFEN**,
- **ATEMSTÖRUNGEN**.

Eine Aura kann auch als

- **OPTISCHE** Aura (*farbige Flecken*), als
- **AKUSTISCHE** Aura (*Töne*) oder als
- **GERUCHS-**Aura auftreten.

🔅 Meistens ist die Aura **UNANGENEHM**.

Die **MIGRÄNE** ist definiert als **PERIODISCH AUFTRETENDER KOPFSCHMERZ**. Falls Ihr Patient das Lehrbuch gelesen hat, treten die Kopfschmerzen **HALBSEITIG** auf, sehr oft aber auch doppelseitig.

Charakteristisch ist, daß sich die Schmerzen über einen längeren Zeitraum (*Stunden*) ankündigen mit einem „gereizten Unwohlsein".

Ⓔ Wenn die Schmerzen zunehmen, trägt das nicht gerade zur Ausgeglichenheit des Patienten bei, das „gereizte Unwohlsein" verstärkt sich und es kommt zu **ÜBELKEIT** und **ERBRECHEN**.

Ⓐ Charakteristisch ist auch die **ÜBEREMPFINDLICHKEIT** gegen

- Geräusche,
- Licht und
- Gerüche.

Die Patienten liegen im Bett mit heruntergelassenen Rolläden und Sie tun gut daran, sich im Haus möglichst unauffällig zu bewegen.

Die Verstimmung wird erst Stunden nach Beendigung des Anfalls wieder besser.

Ⓑ Bei vielen Patienten treten bei der Migräne, eigentlich noch vor Einsetzen des Kopfschmerzes, **AUGEN-SYMPTOME** auf: es handelt sich um sog. **NEGATIVE SKOTOME**, also fleckförmige **GESICHTSFELDAUSFÄLLE**.

Diese Gesichtsfeldausfälle sind alle **REVERSIBEL**.

© Eine schlimme Migräneform ist die **MIGRAINE ACCOMPAGNÉE**: sie geht während und vor dem Anfall mit **NEUROLOGISCHEN HERDSYMPTOMEN** einher.

☞ Es kann sich um

- Lähmungen,
- Parästhesien oder
- Sprachstörungen handeln.

Im **EEG** ist in den entsprechenden Gehirngebieten eine abnorme elektrische Aktivität nachzuweisen, das CT zeigt jedoch keinen pathologischen Befund.

☀ Der Migräneanfall stellt pathophysiologisch ein **SPASMUS VON INTRAKRANIELLEN ARTERIEN** dar. Die auftretenden neurologischen Symptome sind Ausdruck des Sauerstoffmangels der Nervenzellen. Jetzt rebellieren die Nervenzellen; es wird **SEROTONIN** und **HISTAMIN** ausgeschüttet und die Gefäße erweitern sich wieder. Außerdem erhöht Histamin die Permeabilität der Gefäße und führt zu einem **ÖDEM**; Serotonin sensibilisiert zusätzlich die **SCHMERZREZEPTOREN**.

Das Ganze spielt sich im gesamten Kopfbereich ab, also auch im Bereich der gut innervierten **HIRN-HÄUTE**. Daraus resultiert der dumpfe, pulsierende Kopfschmerz.

**74) Beurteilen Sie beide Aussagen und die Verknüpfung:**

Zu den degenerativen extrapyramidal-motorischen Bewegungsstörungen gehören außer dem Parkinsonismus noch die Chorea minor und die Athetose,

**weil**

die Basalganglien an der Entstehung der nicht bewußt ablaufenden Bewegungen einen wesentlichen Anteil haben.

**A)**      Beide Aussagen und die Verknüpfung sind richtig.
**B)**      Beide Aussagen sind richtig.
**C)**      Nur die erste Aussage ist richtig.
**D)**      Nur die zweite Aussage ist richtig.
**E)**      Keine Aussage ist richtig.

**Antwort:**

**[✗]** Lösung ⒟

*Schwer, was?*

Die **EXTRAPYRAMIDALBEWEGUNGEN** werden von Arealen der Großhirnrinde induziert und von den **BASALGANGLIEN** und Kernen im Mittelhirn ausgeführt, bzw. codiert. Vom **NUCLEUS RUBER** führt dann eine Bahn hinunter zu den entsprechenden motorischen Vorderhörnern des Rückenmarks.

Extrapyramidalbewegungen sind **AUTOMATISCH ABLAUFENDE BEWEGUNGEN**, über die man nicht weiter nachdenkt.

📖 **siehe AMTSARZTFRAGEN NERVENSYSTEM VORKLINIK.**

Unter **STAMMGANGLIENSYNDROMEN** versteht man solche Erkrankungen, die aus einer Funktionsstörung einzelner Kerne resultieren.

● Den **PARKINSONISMUS** kennen Sie schon mit seinen klinischen Kennzeichen:

  ● Akinese,
  ● Rigor,
  ● Tremor.

Dem Parkinsonpatienten fehlt die flüssige Bewegung und die Möglichkeit, Bewegungsmuster schnell ändern zu können.

☼ Pathophysiologisch liegt dem **M. PARKINSON** eine Degeneration der **SUBSTANTIA NIGRA** zugrunde, so daß die hemmenden Impulse des Corpus striatum nicht mehr gehemmt werden.

📖 **siehe Frage # 18**

● Das Umgekehrte gibt's auch: bei der **CHOREA MAJOR** oder **CHOREA HUNTINGTON** handelt es sich um ein dominant erbliches Leiden. Es kommt zu einem sehr schlaffen Muskeltonus und zu **ÜBERSCHIESSENDEN, SCHLEUDERNDEN BEWEGUNGEN** (*Hyperkinesen*).

※ Pathophysiologisch handelt es sich um eine Degeneration des **CORPUS STRIATUM**, so daß Bewegungen nicht mehr gehemmt werden.

▽ Leider gehört die **CHOREA MINOR** (*Sydenham*) nicht zu den degenerativen sondern zu den **ENTZÜND-LICHEN** Stammgangliensyndromen.

Die Chorea minor gehört zu dem Formenkreis des **AKUTEN RHEUMATISCHEN FIEBERS**.
Sie tritt häufig **nach** der Polyarthritis, aber noch **vor** der Endokarditis auf.

📖 siehe **AMTSARZTFRAGEN IMMUNOLOGIE**.

Die Krankheit wird im Anfang regelmäßig mit „Zappeligkeit" und „Nervosität" verwechselt, vor allem da sich die **HYPERKINESEN** unter **PSYCHISCHER BELASTUNG** steigern. Differentialdiagnostisch ist aber die Hypotonie der Muskulatur und der Befall der Augenmuskeln (*Unmöglichkeit zu Fixieren und zu Lesen*) zu verwerten.

● Die **ATHETOSE** wird beschrieben als „unwillkürliche, wurmähnliche, träge Hyperkinesen", die die gesamte quergestreifte Muskulatur betreffen können. Diese Bewegungen laufen während des Wachzustands pausenlos ab.

※ Pathophysiologisch handelt es sich um eine Degeneration des **GLOBUS PALLIDUS**, wobei die Rückkopplung Thalamus     Rinde in den meisten Fällen ebenfalls gestört ist.

Eine Athetose entsteht auf dem Boden einer schweren, perinatalen Hirnschädigung oder z. B. nach einem Schlaganfall.

**75) Ordnen Sie zu!**

**A)**    Trigeminusneuralgie
**B)**    Horner-Syndrom

**1)**    Mydriasis und tränendes Auge
**2)**    tickender Schmerz
**3)**    Miosis, verengte Lidspalte
**4)**    Schweißsekretionsverminderung auf der betroffenen Seite
**5)**    Suicidgefahr wegen Schmerz
**6)**    Lähmung des M. tarsalis

**Antwort:**

| ☒ | | Ⓐ | ① | ② | ⑤ |
| ☒ | | Ⓑ | ③ | ④ | ⑥ |

Beide, die **TRIGEMINUSNEURALGIE** und das **HORNERSYNDROM** können einseitige Schmerzen im Gesicht hervorrufen.

● Als **HORNER-SYNDROM** bezeichnet man den Ausfall des Sympathicus im Bereich Hals, Kopf und Schulter.

☼ Die Ursachen können im gesamten Verlauf des Sympathicus liegen:

- Hypothalamus,
- Hirnstamm,
- Cervicalmark,
- oberes Thorakalmark oder im
- Halsgrenzstrang.
- Außerhalb des ZNS kann der Grenzstrang durch **TUMOREN** geschädigt werden, oder bei **OPERATIONEN** am Hals (*Schilddrüse*).
- Innerhalb des ZNS könnte die **SYRINGOMYELIE** ein Horner-Syndrom auf dem Gewissen haben.

  Sie ist eine angeborene Erkrankung, bei der das Rückenmark „Webfehler" aufweist: Tumore, Löcher und Verdickungen der Rückenmarkshäute. Die Symptome setzen sehr spät ein und entsprechen einer langsam progredienten Querschnittsymptomatik. Leitsymptom für die Syringomyelie ist, daß die Patienten feststellen, daß sie „*sehr gut HEISSE GEGENSTÄNDE anfassen können*". Dem liegt natürlich eine Sensibilitätsstörung zugrunde. Aufgrund der Schädigung der vegetativen Fasern heilen solche Wunden schlecht und können zu erheblichen **VERSTÜMMELUN-GEN** führen.

  Eine weiteres, relativ früh auftretendes Syndrom, ist unser **HORNER**: Es kommt im Bereich Hals-Arm-Gesicht zu **BOHRENDEN, BRENNENDEN DAUER-SCHMERZEN**, die gemeinerweise kaum medikamentös beeinflußbar sind.

④ Gleichzeitig fällt die **SCHWEISS-SEKRETION** in den betroffenen Gebieten aus. (*Der Sympathicus ist für die Tätigkeit der Schweißdrüsen verantwortlich*). Besonders auffällig wird dieser Umstand, weil in den benachbarten, noch normal sympathisch innervierten Hautarealen die Schweißsekretion kompensatorisch gesteigert ist.

Die restlichen Symptome unseres Horner sind klassisch:

Am Auge ist eine **LÄHMUNG DES M. DILATATOR PUPILLAE** bemerkbar

③         ➠ eine **MIOSIS**.

Weiterhin ist der glatte **M. TARSALIS** gelähmt, die Lidspalte also verengt

⑥         ➠ die **PTOSIS**.

Zusätzlich ist der Muskeltonus der Bulbusmuskeln vermindert, das Auge liegt tiefer in der Orbita

        ➠ der **ENOPHTALMUS**.

○  Die Schmerzen bei einer **TRIGEMINUSNEURALGIE** fühlen sich ganz anders an.

②  Sie sind **HELL, WELLENFÖRMIG** (*„tickend"*) und können durch Mimik, durch Berührung oder nur durch einen Lufthauch ausgelöst werden, ganz zu schweigen von Sprechen oder Kauen.

⑤  Es ist verständlich, daß man irgendwann nicht mehr aus noch ein weiß.

Trigeminusschmerzen sind von einem Menschen, der so etwas noch nie durchlebt hat, gar nicht richtig nachzuvollziehen, aber sie sind das Ärgste, was man sich vorstellen kann.

Der blitzartig einschießende Schmerz hält Sekunden an; während dem Anfall kontrahiert sich die **MIMI-SCHE MUSKULATUR** in dies Bereich tonisch oder klonisch. Danach kommt es zu vegetativen Reizerscheinungen des Gebiets:

●  Hautrötung ,
●  Tränen-, Nasen- und Speichelfluß.

①  Während des Schmerzanfalls ist die Pupille natürlich weit - *oder glauben Sie, daß der Patient sich unter diesen Umständen so richtig entspannen kann?*

**76) Beurteilen Sie beide Aussagen und die Verknüpfung!**

Bei einer zentralen Facialisparese kann der Patient die Zähne nicht mehr fest aufeinanderbeißen,

**weil**

der N. facialis die Hautmuskeln des Gesichts innerviert.

**A)**   Beide Aussagen und die Verknüpfung sind richtig.
**B)**   Beide Aussagen sind richtig.
**C)**   Nur die erste Aussage ist richtig.
**D)**   Nur die zweite Aussage ist richtig.
**E)**   Keine Aussage ist richtig.

**Antwort:**

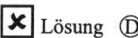 Lösung ⓓ

Der **N. FACIALIS**, der VII. Hirnnerv, innerviert die **MIMISCHE MUSKULATUR**. Die mimische Muskulatur ist ein System von Muskeln. das die Gesichtshaut bewegt; also ein **Hautmuskelsystem**.

*Aber, aber, der Facialis innerviert natürlich nicht die Kaumuskeln!*
📖 siehe **AMTSARZTFRAGEN NERVENSYSTEM VORKLINIK.**

Die Kaumuskeln werden von dem **N. TRIGEMINUS**, von seinem 3. Ast versorgt.

Der **TRIGEMINUS**, der V. Hirnnerv versorgt in der Hauptsache

    ● **sensibel**     ➡ das **Gesicht** und
    ○ **MOTORISCH**     ➡ die **KAUMUSKELN**.

*Tja.*

**77) Beurteilen Sie beide Aussagen und die Verknüpfung!**

Einer peripheren Facialisparese kann eine chronische Otitis media zugrunde liegen,

**weil**

der Patient bei einer peripheren Facialisparese noch beidseits die Stirn runzeln kann.

A)      Beide Aussagen und die Verknüpfung sind richtig.
B)      Beide Aussagen sind richtig.
C)      Nur die erste Aussage ist richtig.
D)      Nur die zweite Aussage ist richtig.
E)      Keine Aussage ist richtig.

## Antwort:

☒ Lösung ©

*Hat's diesmal geklappt mit der richtigen Antwort?*

① Aussage: „Einer peripheren Facialisparese kann eine chronische Otitis media zugrundeliegen".

*Wenn man davon ausgeht, daß Sie Ihre Neuroanatomie beherrschen, antworten Sie nur mit einem coolen „Ja".*

Der **N. FACIALIS** quetscht sich durch das enge **MITTELOHR** und liegt hier sehr knapp unter dem Knochen. Bei allen Prozessen, die den Knochen der Paukenhöhle angreifen können, steht der Facialis auch auf der Abschußliste.

② Aussage: „Bei einer peripheren Facialisparese kann der Patient beidseits die Stirn runzeln".

*Schön wär's.*

● Eine **PERIPHERE FACIALISPARESE** führt ganz lapidar zu einem Ausfall der **GESAMTEN MIMISCHEN MUSKULATUR** in diesem Gebiet (*Ausfall rechter Facialis = Ausfall rechte mimische Muskulatur*).

● Wenn der **FACIALISKERN** geschädigt ist, also bei einer **ZENTRALEN FACIALISPARESE**, wird der Stirnast immer noch von der, noch intakten Gegenseite mit versorgt: der Patient kann die **STIRN** noch runzeln.

☞ Also: bei einer **RECHTSSEITIGEN ZENTRALEN FACIALISPARESE** (*akute Durchblutungsstörung z. B.*) kann der Patient die Stirn beidseits runzeln, aber die rechte Wange, die Augenpartie und die Muskeln am Kinn nicht mehr bewegen.

**AUSSAGE 2 IST ALSO FALSCH.**

78) Welche Aussage/n ist/sind richtig?


Für eine Multiple Sklerose sprechen folgende Befunde:

**a)**      Akkomodationslähmung
**b)**      Inkontinenz
**c)**      Stauungspapille
**d)**      Sprachschwierigkeiten
**e)**      erhöhter Blutzucker


**A)**      Alle Aussagen sind richtig.
**B)**      Nur Aussagen a und c sind richtig.
**C)**      Nur Aussagen a, b und d sind richtig.
**D)**      Nur Aussagen b, c und d sind richtig.
**E)**      Nur Aussagen a, b und e sind richtig.

## Antwort:

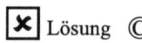 Lösung ©

☼ Die **MS** ist eine Erkrankung, die mit „**DISSEMINIERTEN**", d. h. überall verteilten **ENTMARKUNGS-HERDEN** im Nervensystem einhergeht.
An den Stellen, an denen die Hüllzellen fehlen, kommt es zu einer Leitungsunterbrechung der Nerven.

Dadurch kann ein buntes Nebeneinander an

- schlaffen und spastischen **LÄHMUNGEN**, an
- **SENSIBILITÄTSSTÖRUNGEN** und an
- **VEGETATIVEN SYMPTOMEN** entstehen.

Typisch für die MS: man kann **KEINE SYMMETRIE** im Befall des Körpers entdecken.

*Wissen Sie noch die klassischen Frühsymptome?*

- Augensymptomatik (*ohne Kopfweh*),
- Retrobulbärneuritis,
- Kleinhirnausfallssyndrome
    - *Nystagmus,*
    - *Intensionstremor,*
    - *skandierende Sprache* und eine
- einseitige Abschwächung der **BAUCHHAUTREFLEXE**.

ⓐ Die **AKKOMODATION**, die Scharfeinstellung des Auges erfolgt über die **LINSE** und über den glatten **ZILIARMUSKEL**.

📖 siehe **AMTSARZTFRAGEN HNO -AUGE**.

Da glatte Muskeln immer vom vegetativen Nervensystem versorgt werden, und bei der MS natürlich auch Ausfälle des Vegetativums auftreten können, ist eine **AKKOMODATIONSLÄHMUNG** bei MS möglich.

ⓑ Die **BLASENLÄHMUNG** ist auch meist vegetativ bedingt und gehört somit dazu.

ⓒ **SPRACHSCHWIERIGKEITEN** - natürlich auch.

ⓒ Die **STAUUNGSPAPILLE** ist aber nur ein Hinweis auf einen **ERHÖHTEN DRUCK IM LIQUOR-RAUM** des Gehirns; sie tritt auf bei **RAUMFORDERUNGEN** in der Schädelkapsel. Bei diesen Raumforderungen kann es sich um **TUMORE** oder um **BLUTUNGEN** handeln.
Die Stauungspapille ist am Augenhintergrund sichtbar. Man sieht dort, daß der Druck den N. opticus in das Augeninnere vorwölbt.

☀ Die Stauungspapille kann deshalb entstehen, weil der N. opticus ein Hirnteil ist und damit eine Liquorscheide hat, die den Druck weiterleiten kann.

ⓔ *Die Sache mit dem Blutzucker haut leider auch nicht so ganz hin.*
*Glauben Sie's: es gibt **KEINE LABORPARAMETER**, die **typisch** für die MS sind; die Diagnose muß alleine aus den klinischen Erscheinungen gestellt werden.*

**79) Welche Aussage ist richtig?**

Bei Verdacht auf eine Meningitis hat die folgende Untersuchungsmethode den größten Aussagewert:

**A)**   EEG
**B)**   Fieber messen
**C)**   Liquorpunktion
**D)**   Angiographie
**E)**   CT

**Antwort:**

|✗| Lösung  ©

(A)  Ein **EEG** mißt die **HIRNSTROMKURVEN**, die elektrische Aktivität der Nervenzellen. *Da es sich in der Frage um eine Meningitis und nicht um eine Encephalitis handelt, ist diese Untersuchungsmethode witzlos.*

(B)  **FIEBER** ist was recht unspezifisches. Wenn ein Patient Fieber hat, weiß man, daß eine Entzündung irgendwo im Körper vorliegt, sonst aber nichts.

(C)  Bei der **LIQUORPUNKTION** kann man feststellen, ob sich in „unmittelbarer Nähe" des Liquors (*Hirn oder Hirnhäute*) eine Entzündung abspielt: es tauchen dann **LEUKOZYTEN** und/oder **ANTIKÖRPER** (*Eiweiß*) im Liquor auf.

(D)  Die **ANGIOGRAPHIE** kommt zum Einsatz, wenn man etwas über den Verlauf und den Zustand der Gefäße wissen will: wenn man

- Engstellen sucht (***ARTERIOSKLEROSE***), oder wenn man
- einen **TUMOR** vermutet.
  Tumore verdrängen z. B. die Gefäße aus ihrer angestammten Lage oder induzieren eine Gefäßneubildung.

(E)  Ein **CT** stellt Orte unterschiedlicher Röntgendichte dar: ein Ödem z. B. oder einen Tumor.

80) Welche Aussage ist falsch?

Bei TIA's können folgende Befunde auftreten:

A)   Sensibilitätsstörungen in einem Arm
B)   Bewußtlosigkeit
C)   Spastik einer Extremität
D)   Wortfindungsstörungen
E)   Sehstörungen

## Antwort:

☒ Lösung Ⓑ

Eine **TIA** ist eine **TRANSITORISCH ISCHÄMISCHE ATTACKE**, - *sozusagen der erhobene, drohende Zeigefinger eines Apoplexes.*

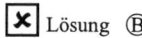 Es handelt sich um kurze **DURCHBLUTUNGSSTÖRUNG** eines kleineren Hirngebiets, die zu neurologischen Ausfallserscheinungen führen, die sich aber spontan innerhalb von 24 Stunden wieder **ZURÜCK-BILDEN**.
*Hier liegt ja auch die Gefahr: viele Patienten sind der Meinung, was von alleine gekommen ist, geht wieder von alleine und sehen in einer TIA keinen Anlaß, schleunigst zum Neurologen zu gehen.*

Ⓑ    Eine **BEWUSSTLOSIGKEIT** entsteht dann, wenn die gesamte Hirnrinde geschädigt ist - soweit wollten wir bei einer TIA ja nicht gehen.

Ⓐ    Bei **SENSIBILITÄTSSTÖRUNGEN** im Arm liegt die Schädigung auf der gegenüberliegenden Hirnseite.

Ⓒ    Bei einer **SPASTIK** liegt die Störung im Marklager.

Ⓓ    **WORTFINDUNGSSTÖRUNGEN** gehen mit Veränderung der Temporal- und Parietalrinde einher,

Ⓔ    **SEHSTÖRUNGEN** mit einer Störung der Augenmuskelkerne oder mit Veränderungen im Occipitallappen.

81) Sie werden zu einer 42jährigen Patientin gerufen. Die Angehörigen berichten, daß sie sich innerhalb der vergangenen 14 Tage deutlich verändert habe: sie sei geistesabwesend und vergeßlich geworden.
Die letzten 2 Tage sei sie nur noch apathisch im Bett gelegen.

**Nennen Sie differentialdiagnostisch 5 Ursachen und die jeweils dazugehörigen Befunde!**

## Antwort:

| | | | |
|---|---|---|---|
| ☒ | diabetisches Koma | ⋛ | Blutzucker erhöht |
| ☒ | chronische subdurale Blutung | ⋛ | CT |
| ☒ | Hirntumor | ⋛ | Stauungspapille |
| ☒ | Encephalitis | ⋛ | Entzündungszeichen im Liquor |
| ☒ | Barbituratvergiftung | ⋛ | Urinuntersuchung, EEG |

*Solche Angehörige gibt's.*

*Aber was soll's, wir üben die Diagnostik.*

Bei der Patientin handelt es sich um eine **BEWUSSTSEINSTRÜBUNG**.

● Als **SOMNOLENZ** bezeichnet man eine abnorme Schläfrigkeit, der Patient ist jedoch jederzeit weckbar.

● Als **SOPOR** bezeichnet man einen Zustand, wenn der Patient nur noch unter Anwendung unfairer Methoden (*Zwicken auf der Innenseite des Oberarms u. ä.*) weckbar ist.

● Im **KOMA** ist der Patient überhaupt nicht mehr weckbar.

Bei unserer Patientin mit den netten, aufmerksamen Angehörigen handelt es sich offensichtlich um einen **SOPOR**. Da sich das Ganze eher langsam entwickelt hat, ist mit einem **CHRONISCHEN PROZESS** zu rechnen.

Differentialdiagnostische Möglichkeiten wären:

- chronische Lungenfunktionsstörung mit $CO_2$-Vergiftung.
  - ☣ Diagnose über die Messung der Blutgase.

- ketoazidotisches Koma beim Diabetes Typ I
- hyperosmolares Koma beim Diabetes Typ II.
  - ☣ Beide Formen weisen einen erhöhten Blutzucker auf.
  - ☐ siehe Amtsarztfragen STOFFWECHSEL

- Leberzerfallskoma oder Leberausfallskoma;
  - ☣ Diagnose über die Leberwerte oder den Ammoniakspiegel möglich
  - ☐ siehe Amtsarztfragen VERDAUUNGSSYSTEM KLINIK

- Urämisches Koma
  - ☣ Nierenwerte

- hypo- und hyperosmolare Syndrome

- Barbiturat- oder Psychopharmakaintoxikation
  - ☣ Magensaft-, Urin-, Blutanalyse

- chronisches Subduralhämatom
  - ☣ CT, neurologische Untersuchung

- schwere Meningoencephalitis (bei AIDS z. B.);
  - ☣ Nachweis über EEG, Liquorpunktion, CT, Kernspin

- Hirntumor
  - ☣ CT, Angiographie, Kernspin

**82) Beurteilen Sie beide Aussagen und die Verknüpfung:**

Der Finger-Nase-Versuch fällt bei Kleinhirnstörungen pathologisch aus,

**weil**

bei einer Massenblutung im Gehirn die Kleinhirnfunktion früh geschädigt ist.

**A)**    Beide Aussagen und die Verknüpfung sind richtig.
**B)**    Beide Aussagen sind richtig.
**C)**    Nur die erste Aussage ist richtig.
**D)**    Nur die zweite Aussage ist richtig.
**E)**    Keine Aussage ist richtig.

## Antwort:

[✖] Lösung ©

*Kommen sie langsam mit diesem Fragentyp klar?*

### 1. AUSSAGE:

Der **FINGER-NASE-VERSUCH** fällt bei Kleinhirnstörungen pathologisch aus.

*Richtig oder falsch?!? ... Richtig, richtig.*

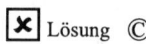 Das **KLEINHIRN** ist für die ausgewogene Gewichtung der verschiedenen **MUSKELTONI** verantwortlich. Das Kleinhirn sorgt für die Stabilität des Körpers, auch bei Bewegungen. Wenn Sie sich vorstellen, Sie heben einfach nur im Stehen den Arm. dann muß kompensatorisch Ihr Tonus der Bauchmuskeln auf der gegenüberliegenden Seite mit wachsender Abspreizung des Arms immer mehr werden, sonst kippen sie einfach um. Das macht unser Kleinhirncomputer automatisch - *tolle Sache, was?*

Beim **FINGER-NASE-VERSUCH** oder auch beim **KNIE-HACKEN-VERSUCH** zeigt sich ein gut funktionierendes Kleinhirn dadurch, daß die Bewegung ruhig und gleichmäßig ausgeführt wird. Beim funktionsverminderten Kleinhirn werden Zielbewegungen verwackelt; der Patient kreist eher sein Ziel mit der *Adler-such-Methode* ein. In der Fachsprache heißt das **INTENSIONSTREMOR**.

### 2. AUSSAGE:

Bei einer Massenblutung ist die Kleinhirnfunktion früh geschädigt.

*Na?!? ... Natürlich nicht.*

Eine apoplektische **MASSENBLUTUNG** betrifft in erster Linie das **GROSSHIRN**; ein frühes, unspezifisches Zeichen ist die allgemeine Funktionsstörung der Nervenzellen, die **BEWUSSTLOSIGKEIT**.

📖 **siehe Frage # 33**

**83) Welche Aussage/n ist/sind richtig?**

Bei einem Patienten, der aufgrund einer Netzhautschädigung rechts auf diesem Auge erblindet ist, ...

**a)** ...... ist die direkte Lichtreaktion rechts erhalten
**b)** ...... ist die indirekte Lichtreaktion rechts erhalten
**c)** ...... ist die direkte Lichtreaktion links erhalten
**d)** ...... ist die direkte und die indirekte Lichtreaktion rechts erloschen
**e)** ...... ist die Pupille rechts entrundet.

**A)**     Alle Aussagen sind richtig.
**B)**     Nur Aussagen a, b und e sind richtig.
**C)**     Nur Aussagen b und c sind richtig.
**D)**     Nur Aussagen c und d sind richtig.
**E)**     Nur Aussagen d und e sind richtig.

**Antwort:**

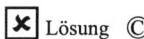 Lösung ©

*Auch Streßfestigkeit will gelernt sein.*
*Gehen Sie am besten jeden Satz einzeln durch und atmen Sie zwischen jeder Aussage zweimal möglichst*
*entspannt durch.*

*Dann überlegen wir logisch:*

① Das **RECHTE AUGE** leitet **KEIN** Licht weiter, wohl aber das linke.

② Die **PUPILLENREAKTIONEN** werden über den **N. OCULOMOTORIUS** geleitet, der seine Impulse sowohl vom rechten, als auch vom linken Auge erhält.

☞ Also: wenn man dem Patienten ins **RECHTE AUGE** leuchtet, wird kein Licht weitergegeben, es kommt
zu **KEINER PUPILLENREAKTION**:

ⓐ
- die **DIREKTE PUPILLENREAKTION** rechts ist **ERLOSCHEN**,
- die **INDIREKTE LICHTREAKTION** links ebenfalls.

Wenn man dem Patienten ins **LINKE AUGE** leuchtet, zieht sich die linke Pupille zusammen:

ⓒ
ⓑ
- die direkte Lichtreaktion links ist erhalten,
- die indirekte Lichtreaktion rechts aber auch.

☼ Die **PUPILLE RECHTS** reagiert, da die Pupillenreaktion eine Efferenz ist, die über den **OCULO-
MOTORIUS** und nicht über den Opticus gesteuert wird!

ⓓ Stimmt nicht, da ja die **INDIREKTE LICHTREAKTION** auf dem amaurotischen (*blinden*) Auge funktioniert.

ⓔ Eine **ENTRUNDETE PUPILLE** weist auf eine Veränderung im Bereich der **OCULOMOTORIUS-
KERNE** hin: z. B. bei **LUES IV** unsere **ARGYLL-ROBERTSON-PUPILLE**. Die Form der Pupille hat
mit der Netzhaut nichts zu tun.

**84) Welche Aussage/n ist/sind richtig?**

Folgende Symptome geben einen Hinweis auf eine Kleinhirnschädigung:

**a)**      fehlendes Reboundphänomen
**b)**      Hyperalgesie
**c)**      Nystagmus
**d)**      Ruhetremor
**e)**      Dysdiadochokinese

**A)**      Alle Aussagen sind richtig.
**B)**      Nur Aussagen a, b, c und e sind richtig.
**C)**      Nur Aussagen c und d sind richtig.
**D)**      Nur Aussage c ist richtig.
**E)**      Nur Aussagen a, c und e sind richtig.

**Antwort:**

☒ Lösung Ⓔ

Das **KLEINHIRN** ist für die **STÜTZ- UND HALTEMOTORIK** verantwortlich - *soweit, so gut.*

☀ Das Kleinhirn berechnet bei Bewegungen den nötigen **MUSKELTONUS** und erlaubt es uns, einzelne Muskeln, bzw. einzelne Bewegungen durchzuführen, ohne daß das ganze Skelett in Unordnung gerät. Das Kleinhirn „weiß" z. B. wie schwer der Arm ist und „weiß", wie ausgeprägt der Muskeltonus des Deltoideus sein muß, daß der Arm sich tatsächlich dort, wo er hingehört, auch befindet.

ⓐ Unter **REBOUNDPHÄNOMEN** versteht man einen Muskeltest, der die **SCHNELLIGKEIT** der Kleinhirnaktion testet.

☟ Man fordert den Patienten auf, den Arm kräftig im Ellenbogengelenk zu beugen während der Untersucher versucht, den Arm zu strecken. Dann läßt man den Arm plötzlich los: eigentlich sollte sich der Patient dann nicht selber einen Nasenstüber verpassen.

🕸 Wenn er das doch tut, spricht man von einem **FEHLENDEN REBOUNDPHÄNOMEN**. Das ist ein Hinweis darauf, daß das Kleinhirn zu langsam auf den normalen Muskeltonus zurückgeschaltet hat.

ⓒ **NYSTAGMUS** ist ein klassisches Kleinhirnsymptom. Es handelt sich um **TONUS-** und **KOORDINATIONSSTÖRUNG DER AUGENMUSKELN.**

Der Nystagmus ist sichtbar und fühlbar: der Augenbulbus zittert schon beim Blick gradaus.

ⓔ Unter **DIADOCHOKINESE** versteht man die rasche **ABFOLGE VON ANTAGONISTISCHEN BE-WEGUNGEN**: die Hände in rascher Folge pro- und supinieren (*im Handgelenk hin- und herdrehen*), mit den Finger auf den Tisch trommeln (*klavierspielen*) o. ä.

Eine **DYSDIADOCHOKINESE** ist die **UNFÄHIGKEIT** solche Bewegungen rasch und oft hintereinander auszuführen; die Patienten müssen sich auf die einzelnen Bewegungen konzentrieren (pyramidale Innervation) und das dauert natürlich ...

☞ Weitere Symptome, die bei einer Kleinhirnschädigung auftreten:

- **ATAXIE,**
- **SKANDIERENDE SPRACHE,**
- allgemein **VERWACKELTE ZIELBEWEGUNGEN.**

ⓑ Eine **HYPERALGESIE** ist eine **ÜBEREMPFINDLICHKEIT BEI SCHMERZREIZEN**. Das ist eine sensible Qualität und hat daher bei einer Kleinhirnfrage nicht zu suchen.

Das Kleinhirn ist in der Hauptsache **MOTORISCH**.

📖 **Genaueres siehe Amtsarztfragen NERVENSYSTEM VORKLINIK**

ⓓ Ein **RUHETREMOR** ist Hinweis auf eine **EXTRAPYRAMIDAL**-motorische Bewegungsstörung

     ➡ den Parkinson.

☞ Das **KLEINHIRN** bewirkt einen **INTENSIONSTREMOR**.

Ein **TREMOR** kann außerdem auftreten bei:

- Leberinsuffizienz (*flapping tremor*)
- Hyperthyreose (*feinschlägig*)
- Alkoholismus (*grobschlägig*)
- vegetativer Dystonie/Nervosität.

**85) Welche Aussage/n ist/sind richtig?**

**a)** Ein schlecht lokalisierbarer, dumpfer Schmerz weist am ehesten auf eine Schädigung vegetativer Fasern hin.

**b)** Unter Hyperpathie versteht man eine Schmerzempfindung nach einem Berührungsreiz.

**c)** Bei einer Neuralgie tritt ein Schmerz auf, der in seinem Ausbreitungsgebiet einem anatomischen Nerven zuzuordnen ist.

**d)** Parästhesien stellen ein sensibles Reizsyndrom dar.

**e)** Eine Kausalgie kann im Verlauf eines Nerven auftreten, der viele vegetative Fasern führt.

**A)** Alle Aussagen sind richtig.
**B)** Nur Aussagen a und d sind richtig.
**C)** Nur Aussagen c, d und e sind richtig.
**D)** Nur Aussagen a, c und d sind richtig.
**E)** Nur Aussagen b und c sind richtig.

## Antwort:

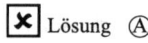 Lösung Ⓐ

*Ein Schmerzsyndrom ist immer einer sehr komplexe Sache. Oft haben Ihre Patienten schon jahrelang Schmerzen, sind schon von Pontius zu Pilatus gepilgert und keiner konnte helfen.*

✍ *Bei Schmerzsyndromen lohnt es sich mehr denn je, eine akribische Anamnese zu machen:*

- *wie ist der Schmerz,*
- *wann,*
- *wo,*
- *wodurch ausgelöst u. s.w.*

*Die Differentialdiagnose ist oft schwierig - aber, wenn auch mit einer gehörigen Portion Aufwand, machbar.*

☼ Man unterscheidet

- **REIZSYNDROME** und
- ○ **AUSFALLSYNDROME** am Nerven.

- Bei den **REIZSYNDROMEN** ist der Nerv leicht geschädigt, er **FUNKTIONIERT NOCH**, aber nicht so, wie er sollte.

- ○ Bei den **AUSFALLSYNDROMEN** ist die Diagnose einfacher: die Sensibilität in diesem Gebiet ist erloschen.

● Die **REIZSYNDROME**:

● **HYPERÄSTHESIE** ist eine **ÜBEREMPFINDLICHKEIT** für **BERÜHRUNGSREIZE**.

● **HYPERALGESIE** ist eine **ÜBEREMPFINDLICHKEIT** für **SCHMERZREIZE** (*Nadelstiche*).

ⓑ ● **HYPERPATHIE** bezeichnet einen Zustand, bei dem eine leichte **ABSCHWÄCHUNG DER BERÜHRUNGSEMPFINDLICHKEIT** vorliegt, sich der Reiz aber nach der Berührung ausbreitet und **BRENNT, SCHMERZT** oder **JUCKT**.
Eine Hyperpathie tritt auf, wenn ein **PERIPHERER NERV** gedehnt ist, oder wenn Störungen der **HINTERSTRÄNGE DES RÜCKENMARKS** vorliegen.

● Eine **DYSÄSTHESIE** ist eine **FALSCHE INTERPRETATION** des sensiblen Reizes: Kälte wird z. B. als Schmerz empfunden.

ⓔ ● Eine **KAUSALGIE** ist was Gemeines: ein **ANFALLSWEISER, DUMPF BRENNENDER** Schmerz, der im betroffenen Gebiet mit einer Hyperpathie und einer Dysästhesie einhergeht. Oft sieht man in dem betroffenen Gebiet **TROPHISCHE STÖRUNGEN**: Hinweis auf eine Beteiligung des Vegetativums.
Eine Kausalgie tritt bevorzugt in den Gebieten des **N. MEDIANUS** oder des **N. TIBIALIS** auf; beide Nerven enthalten viele vegetative Fasern.

☞ *Nebenbei: die Kausalgie ist so gemein, daß sich die Patienten liebend gerne „nadeln" lassen.*
🐍 Klassische Therapien: Neuraltherapie und Akupunktur.

ⓓ ● Unter einer **PARÄSTHESIE** versteht man ein **KRIBBELN** und **BRENNEN**, so als ob einem der Arm oder das Bein eingeschlafen ist. Parästhesien stellen **ÜBERERREGBARKEITSSYNDROME** an Rezeptoren oder an Bahnen dar - also eines der ersten (*reversiblen*) Anzeichen einer Schädigung.

ⓐ ● Ein **DUMPFER DAUERSCHMERZ** weist auf eine **VEGETATIVE URSACHE** hin. Diese Schmerzen werden als bohrend, brennend, tiefliegend und nicht genau lokalisierbar beschrieben.

ⓒ ● Im Gegensatz dazu ist der Schmerz bei einer **NEURALGIE** hell, ziehend und recht gut eingrenzbar. Der Neuralgieschmerz kommt **WELLENFÖRMIG**, hält einige Sekunden an und hinterläßt anschließend ein leicht taubes Gefühl. Der Neuralgieschmerz kann ebenfalls recht bösartig sein.

○  Die **AUSFALLSSYNDROME.**

Sie sind leichter zu diagnostizieren. Man spricht von

○  **ANÄSTHESIE**, wenn jede              ⯈  sensible Wahrnehmung erloschen ist.

○  **TAKTILER HYPÄSTHESIE**, wenn die     ⯈  **BERÜHRUNGSEMPFINDUNG** erloschen ist

○  **THERMHYPÄSTHESIE**, wenn die         ⯈  **TEMPERATUREMPFINDUNG** erloschen ist

○  **HYPALGESIE**, wenn die               ⯈  **SCHMERZEMPFINDUNG** erloschen ist.


☞ Die Berührungsempfindung, die Temperaturempfindung und die Schmerzempfindung gehören zur **OBERFLÄCHENSENSIBILITÄT**.


✎ Die **TIEFENSENSIBILITÄT** testet man durch die Vibrationsempfindung mittels einer **STIMMGABEL**, die an einen Knochen gehalten wird.

✎ Die **GELENKS**- und **MUSKELREZEPTOREN** testet man, indem man die große Zehe des Patienten nach oben oder unten biegt und er, ohne hinzuschauen, sagen muß, in welcher Position sich die Zehe gerade befinden.

*Eine recht lustige Untersuchung!* ✺

**86) Welche Aussage ist falsch?**

Bei einem halbseitigen Querschnitt (*Brown-Séquard-Syndrom*) ist unterhalb der Läsion ...

**A)** ..... der Babinski auf der betroffenen Seite auslösbar.
**B)** ..... die Schmerzempfindung auf der gegenüberliegenden Seite aufgehoben.
**C)** ..... die Temperaturempfindung auf der gleichen Seite aufgehoben
**D)** ..... die Oberflächensensibilität auf der gleichen Seite aufgehoben
**E)** ..... eine Störung der Vasomotorik auf der betroffenen Seite zu erwarten.

## Antwort:

☒ Lösung Ⓒ

*Wenn man's weiß, ist's ganz einfach; dazu müßte man aber seine Anatomie können!*

Ein **BROWN-SÉQUARD-SYNDROM** kann z. B. bei einem Tumor des Rückenmarks entstehen.

*Gehen wir logisch vor!*

Unterhalb der Läsion kommt es auf der betroffenen Seite zu einer **ZENTRALEN LÄHMUNG,**

Ⓐ         ➨ d. h. der **BABINSKI-REFLEX** ist auf dieser Seite auslösbar.

Die Muskeln auf dieser Seite haben ihren eigenen, rückenmarksinduzierten Tonus und können auch **SPI-NALE AUTOMATISMEN** (*automatisch ablaufende Bewegungen*)aufweisen.

Ⓓ   Die **OBERFLÄCHENSENSIBILITÄT** wird über die **HINTERSTRÄNGE** weitergeleitet und kreuzt in der Medulla oblongata. Bei einem Tumor auf der **rechten** Seite des Rückenmarks ist die **rechtsseitige** Oberflächensensibilität **AUFGEHOBEN.**

Ⓔ   Für das **VEGETATIVUM** gilt das Gleiche: ein **rechtsseitiger** Tumor verändert **rechts** z. B. die Vasomotorenregulation.

### *Das große Aber:*

☼ die **SCHMERZ- UND TEMPERATUREMPFINDUNGEN** werden nicht in den Hintersträngen weitergeleitet, sondern im **VORDERSEITENSTRANG**; sie **kreuzen SEGMENTAL.**

➨ Das bedeutet, daß die Schmerz- und Temperaturempfindung rechts im Segment $Th_{10}$ z. B. sofort nach dem Eintritt ins Rückenmark kreuzt, also dann auf der **LINKEN SEITE** nach oben geleitet wird.

☞ Bei einem Tumor auf Höhe $Th_{10}$, der auf der **linken** Seite liegt, wäre also die Temperatur- und Schmerzempfindung auf der **rechten** Körperseite gestört.

### *Ergo:*

Ⓒ         ● **UNTERHALB** der Schädigung ist die **TEMPERATUREMPFINDUNG** der **GEGEN-ÜBERLIEGENDEN** Seite **AUFGEHOBEN**, und ebenso

Ⓑ         ● die **SCHMERZEMPFINDUNG** auf der **GEGENÜBERLIEGENDEN SEITE.**

📖 siehe AMTSARZTFRAGEN NERVENSYSTEM VORKLINIK.

**87) Welche Aussage/n ist/sind richtig?**

a)     Bei einer Broca-Aphasie reden die Patienten schnell und undeutlich artiku-
       liert.

b)     Bei einer Wernicke-Aphasie haben die Patienten Wortfindungsstörungen.

c)     Eine Broca-Aphasie kann bei einem Schlaganfall der rechten Hemisphäre ent-
       stehen.

d)     Die Broca-Aphasie ist die vermindertes Sprachverständnis gekennzeichnet.

e)     Die Broca-Aphasie geht immer mit Orientierungsstörungen einher.


A)     Nur Aussagen a, b und d sind richtig.
B)     Nur Aussagen a und b sind richtig.
C)     Nur Aussagen a, c und d sind richtig.
D)     Nur Aussagen b und e sind richtig.
E)     Keine Aussage ist richtig.

**Antwort:**

**[X]** Lösung Ⓔ

Unter **APHASIE** versteht man eine **STÖRUNG DER SPRACHKOMMUNIKATION.**

Man unterscheidet    ① die Broca-Aphasie,

                    ② die Wernicke-Aphasie,

                    ③ die globale Aphasie und

                    ④ die amnestische Aphasie.

① Bei der **BROCA-APHASIE** ist, wie der Name schon andeutet, das **BROCA-ZENTRUM** funktionsgestört.

Das Broca-Sprachzentrum ist das motorische Sprachzentrum, es gehört zu den **SEKUNDÄREN MOTORISCHEN RINDENFELDERN** und liegt im **STIRNLAPPEN;**

ⓒ              ⟹    allerdings auf der **LINKEN** Großhirnhemisphäre.

Das Broca-Zentrum setzt gedachte **WÖRTER**, die man aussprechen will, in **AKTIONEN DER KEHLKOPFMUSKULATUR** um.

📖 **siehe AMTSARZTFRAGEN NERVENSYSTEM VORKLINIK.**

ⓐ Bei der Broca-Aphasie reden die Patienten **WENIG**, abgehackt und bemühen sich sichtlich, die Worte rauszubringen. Man spricht auch vom

              ⟹    **TELEGRAMMSTIL.**

②  Das **WERNICKE-SPRACHZENTRUM** liegt im **TEMPORALLAPPEN** und ist für die **DEKODIE-RUNG** bestimmter Schallwellen (*Worte*) verantwortlich; im Wernicke-Zentrum sitzt das **SPRACH-VERSTÄNDNIS.**

ⓓ  Bei der Wernicke-Aphasie können die Patienten hören und lesen, sie **BEGREIFEN** aber den **SINN** des Gehörten/Gelesenen **NICHT.** Oft können diese Patienten auch Objekte nicht **benennen.**

☞  Die Patienten reden **VIEL**, aber so, daß man nicht versteht was sie meinen. Für eine gut artikulierte und deutliche Sprache ist es nötig, daß man sich selbst hört, daß also die Sprachzentren zusammenarbeiten. Die Wernicke-Aphasiker verstehen das, was sie selbst sagen auch nicht, daher **FEHLT** die **RÜCKKOPP-LUNG.**

③  Unter einer **GLOBALEN APHASIE** versteht man eine kombiniert auftretende **BROCA-** und **WER-NICKE-APHASIE.**

🔅  Diese Patienten sind zu keiner Kommunikation mehr fähig, auch die Verständigung durch Gesten funktioniert nicht mehr (*auch Gesten müssen interpretiert werden!*).

④  Bei der **AMNESTISCHEN APHASIE** ist ein Gespräch möglich, die Patienten drücken sich nur sehr **UNPRÄZISE** aus: das Ding, das Tier (*anstatt Pferd*), Gerät (*anstatt Schere*), Blätter (*anstatt Buch*).

ⓑ  Es handelt sich um die **KLASSISCHEN WORTFINDUNGSSTÖRUNGEN.**

*Diese Patienten könnten aber z. B. **Multiple Choice Aufgaben** lösen; das Wortverständnis ist in keinster Weise gestört.*

ⓔ  **ORIENTIERUNGSSTÖRUNGEN** gehören zu den unspezifischen **ALLGEMEINSYMPTOMEN** des ZNS. Sie weisen auf eine Störung des gesamten Hirns hin, auf ein **ORGANISCHES PSYCHOSYNDROM.**

📖 siehe Frage # 63 und Amtsarztfragen PSYCHIATRIE

Bei einer **APHASIE** ist nur ein Teil des Gehirns betroffen; die Aphasie gehört damit zu den **HERD-SYMPTOMEN.**

88) Welche Aussage ist falsch?

A)     Beim Diabetes ist das Risiko, an einem Apoplex zu erkranken, erhöht.

B)     Ein Apoplex endet in 60 % der Fälle tödlich.

C)     Eine Rhexisblutung mit Ventrikeleinbruch hat eine schlechte Prognose.

D)     Applikation von reinem Sauerstoff ist bei der akuten Ischämie kontraindiziert.

E)     Die akut auftretenden neurologischen Symptome können sich in den ersten Wochen nach dem Apoplex deutlich verbessern.

## Antwort:

[X] Lösung  Ⓑ

*Was zum Aufbauen.*

Ⓑ Es wäre schlimm, wenn 60 % aller Schlaganfallpatienten versterben würden; *hier können wir der Intensivmedizin dankbar sein.*

Ⓐ Die beste Erkrankung ist jedoch die, die man nicht bekommt.

☞ Beim Thema Apoplex ist die Vermeidung der **RISIKOFAKTOREN** diesbezüglich am erfolgversprechendsten:

- Hypertonus,
- Hypercholesterinämie,
- Diabetes,
- Rauchen etc.

📖 **siehe Amtsarztfragen HERZ/KREISLAUF Klinik.**

Beim **APOPLEX** (*Schlaganfall*) unterscheidet man pathophysiologisch 2 Ursachen der Durchblutungsstörung:

① die **ISCHÄMIE**,        ➠ die Mangeldurchblutung,

② die **RHEXISBLUTUNG**,        ➠ die Massenblutung.

---

Ⓒ   Eine **MASSENBLUTUNG** ist immer was Unangenehmes: aus einer rupturierten Arterien fließt viel Blut, um die Blutung herum bildet sich schnell eine Ödem, und dann wird's in der Schädelkapsel eng.

Der Patient hat

- rasende **KOPFSCHMERZEN** und wird
- **BEWUSSTLOS**.

Wenn der Patient das akute Stadium überlebt, wird die Blutung innerhalb von 2 bis 3 Wochen resorbiert und es bleibt eine kleine Zyste zurück (*DEFEKTHEILUNG*).

Bei einem Einbruch der Blutung in das **VENTRIKELSYSTEM** wird soviel Gewebe zerstört, daß mit einem Überleben nur in Ausnahmefällen zu rechnen ist.

Eine **ISCHÄMIE** entsteht entweder durch einen

- **EMBOLUS** (*aus den Carotiden oder aus dem Herzohr*) oder durch einen
- **SPASMUS** von vorgeschädigten Hirnarterien.

Ⓓ   Wenn Sie in diesem Stadium den Patienten mit **SAUERSTOFF** beatmen, erzeugen Sie einen weiteren Spasmus der Gefäße:
da die Hirngefäße **AUTOREGULATIV** sind, erweitern sie sich automatisch immer nur soweit, daß die Nervenzellen genügend Sauerstoff haben.

- In sauerstoff-**ARMER** Atmosphäre sind alle Kopfgefäße weit und man bekommt Kopfweh,
- in sauerstoff-**REICHER** Atmosphäre sind die Gefäße eng.

▽ *Also Vorsicht bei der **Sauerstofftherapie**!*

Ⓔ   Besonders bei einer **ISCHÄMIE** sind die **BESSERUNGEN** nach dem Apoplexereignis beeindruckend. Die Symptomatik wird ja nicht nur von den zugrundegegangenen Zellen hervorgerufen, sondern genauso durch das **ÖDEM**, das sich um den Nekroseherd bildet. Das Ödem ist oft um ein Vielfaches größer als die eigentliche Nekrose.

Beim Ausschwemmen des Ödems geht's dem Patienten dann zunehmend **BESSER**.

---

89) **Beurteilen Sie beide Aussagen und die Verknüpfung:**

Ein Glioblastom macht sich durch Ataxie und Intensionstremor bemerkbar,

**weil**

ein Glioblastom ein rasches Wachstum aufweist.

A)    Beide Aussagen und die Verknüpfung sind richtig.
B)    Beide Aussagen sind richtig.
C)    Nur die erste Aussage ist richtig.
D)    Nur die zweite Aussage ist richtig.
E)    Keine Aussage ist richtig.

## Antwort:

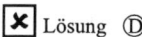 Lösung ⒟

☀ Ein **GLIOBLASTOM** ist ein bösartiger Hirntumor, der von den **GLIAZELLEN** ausgeht.

☞ Der Tumor wächst sehr rasch und infiltrierend und macht sich oft durch **APOPLEXÄHNLICHE BILDER** bemerkbar. Durch das rasche Wachstum kommt es zu **BLUTUNGEN** in den Tumor, die Kopfschmerzen und Herdsymptome nach sich ziehen.

Das Problem beim Glioblastom ist das stark ausgebildete, begleitende **ÖDEM**, das auf die ganze Hemisphäre übergreifen kann.

Das Glioblastom befindet sich ausschließlich im **GROSSHIRN**,

⮞ **NIE IM KLEINHIRN.**

Deshalb treten alle möglichen Symptome auf, **NUR NICHT**

- Ataxie,
- Intensionstremor,
- Nystagmus,
- skandierende Sprache.

⚙ Das Glioblastom hat eine **DENKBAR SCHLECHTE PROGNOSE**; *die meisten Patienten sind, um es positiv auszudrücken, nicht länger als ein Jahr krank.*

**90) Welche Aussage/n ist/sind richtig?**

a)      Eine Epilepsie kann nach einer Encephalitis auftreten.
b)      Die Epilepsie stellt eine pathologische Erregung aller Hirnstammzellen dar.
c)      Eine Epilepsie kann nach einer starken körperlichen Anstrengung auftreten.
d)      Eine kindliche Epilepsie kann in der Pubertät abklingen.
e)      Kleine epileptische Anfälle treten im Kindesalter auf.

A)      Alle Aussagen sind richtig.
B)      Nur Aussagen a, c, d und e sind richtig.
C)      Nur Aussagen a, b und d sind richtig.
D)      Nur Aussagen b, d und e sind richtig.
E)      Nur Aussagen b, c und d sind richtig.

## Antwort:

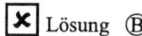 Lösung Ⓑ

ⓑ Die **EPILEPSIE** stellt eine pathologische Erregung aller Hirn-**RINDEN**-zellen dar (*nicht Hirn-STAMM-zellen*) - *gewöhnen Sie sich an, die Fragen konzentriert durchzulesen!*

*Wenn Sie nicht drauf reingefallen sind, verbuchen Sie einen Pluspunkt auf Ihrem Prüfungsvorbereitungs-konto!*

ⓐ Bei allen Ereignissen, die die **RINDE** in Ihrer Gesamtheit betreffen, kann eine **EPILEPSIE** auftreten. Diese, **EXOGEN** induzierten Epilepsien nennt man auch

➠ **SYMPTOMATISCHE** Epilepsien.

Die anderen Formen, bei denen man keine Ursache feststellen kann nennt man

➠ **GENUINE** Formen.

Bei einer **SCHWEREN ENCEPHALITIS** resultiert regelmäßig eine Epilepsie.

Weitere mögliche Ursachen sind:

ⓒ
- Fieberkrämpfe
- Alkoholismus oder auch Alkohol-Entzugs-Delir
- Schlafentzug
- vermehrte körperliche Anstrengung,
- Psychopharmakaabusus
- Stoffwechselkrankheiten

ⓔ **Kleine epileptische Anfälle**, die **PETIT MAL ANFÄLLE** treten im **KINDESALTER** auf. Zu ihnen gehören:

- die **BLITZ-NICK-SALAAM-KRÄMPFE**, die ab dem 6. Monat auftreten können,
- die **MYOKLONISCH-ASTATISCHEN ANFÄLLE**, die ab dem 4. Lebensjahr auftreten
- die **PYKNOLEPSIE** (*zwischen den 4. und 14. Lebensjahr*) und das
- **IMPULSIV-PETIT-MAL**, das hauptsächlich bei Jugendlichen auftritt.

☞ Bei einem Patienten können auch mehrere Anfallstypen auftreten.

ⓓ Eine **KINDLICHE EPILEPSIE** kann in der Pubertät verschwinden, sie kann aber auch in einen Grand-Mal-Anfallstypus übergehen.

※ *Nicht verwechseln: die petit-mal-Anfälle sind abhängig von der Gehirnreife und treten in der Hauptsache bei Kindern auf.*

Davon zu unterscheiden sind die **PARTIELLEN ANFÄLLE**, die **HERDANFÄLLE**, bei denen die pathologische Erregung der Nervenzellen nicht die gesamte Hirnrinde, sondern nur auf einen Teil beschränkt bleibt.

Herdanfälle können z. B. durch einen **TUMOR** hervorgerufen werden.

- Zu den Herdanfällen gehören die **JACKSON-ANFÄLLE**, die an einer definierten Gehirnregion beginnen und sich von distal nach proximal z. B. über einen gesamten Arm ausbreiten.

- Hierzu gehören auch die **ADVERSIV-ANFÄLLE**, die mit einer tonischen Kopfdrehung und Anhebung des gleichseitigen Armes einhergehen. Es handelt sich um eine Schädigung des frontalen Augenfeldes und des supplement-motorischen Kortex.

- **HALBSEITENKRÄMPFE** sind meist Ausdruck einer perinatalen Hirnschädigung.

- Bei den **PSYCHOMOTORISCHEN ANFÄLLEN** ist der basale **TEMPORALLAPPEN** betroffen. Der Patient hat eine Bewußtseinsstörung, führt wie automatisch irgendwelche Handlungen aus und kann sich danach an nichts mehr erinnern.

**91)Welche Aussage/n ist/sind richtig?**

Eine Bewußtseinstrübung/Bewußtlosigkeit kann auftreten bei:

**a)**   vasovagale Synkope
**b)**   Karotissinussyndrom
**c)**   Migräne
**d)**   Neuralgien
**e)**   epidurales Hämatom

**A)**   Alle Aussagen sind richtig.
**B)**   Nur Aussagen a, c, d und e sind richtig.
**C)**   Nur Aussagen a, b, c und e sind richtig.
**D)**   Nur Aussagen b und e sind richtig.
**E)**   Nur Aussagen a, d, und e sind richtig.

**Antwort:**

**[✗]** Lösung ©

*Wenn zu Ihnen ein Patient kommt, der Ihnen erzählt, daß er gestern „wohl bewußtlos" gewesen war, geht die Sucherei los.*

Bei einer **EPILEPSIE** hat der Patient einen Filmriß von meist **ÜBER EINER STUNDE**.

An weiteren Möglichkeiten sind zu bedenken:

ⓐ ● **VASOVAGALE SYNKOPEN**.
☞ Die Patienten erzählen, daß es Ihnen **SCHWARZ VOR AUGEN** geworden ist; die Patienten werden bleich, kaltschweißig und **SINKEN IN SICH ZUSAMMEN**. In der Regel verletzen sich die Patienten beim Hinfallen **NICHT**. Eine vasovagale Synkope dauert nur kurz, maximal eine Minute.
📖 **siehe AMTSARZTFRAGEN HERZ/KREISLAUF KLINIK**.

● **HUSTENSYNKOPEN** (*oder heftiges Lachen*) können mit einer zentralen **ISCHÄMIE** einhergehen. Bei vorgeschädigten Gefäßen (*Raucher!*) kann das zu einem Tonusverlust und Bewußtseinsstörungen führen.

ⓑ ● Beim **HYPERSENSITIVEN KAROTISSINUS** bekommt der Patient bei einer Kopfwendung nach hinten einen akuten **BLUTDRUCKABFALL**. Der arterielle Druck sinkt unter die Meßbarkeitsgrenze ab, der Patient wird bewußtlos. Das Ganze dauert auch nur maximal eine Minute.

ⓒ ● **MIGRÄNE** kann auch mit neurologischen Ausfallssymptomen einhergehen.
Diesbezüglich ist besonders die **BASILARISMIGRÄNE** zu erwähnen (*Spasmus der Arteria basilaris*).
📖 **siehe AMTSARZTFRAGEN NERVENSYSTEM VORKLINIK**

☞ Die Basilarismigräne betrifft vor allem jüngere Frauen und tritt während der Periode auf. Es kommt sehr oft zu

- Funkensehen,
- Gesichtsfelddefekten; die Symptome können sich bis zur
- Hemianopsie steigern.

Weiterhin können

- halbseitige Sensibilitätsstörungen,
- Gangataxien und
- Tinnitus auftreten.

In schlimmen Fällen tritt eine

- **BEWUSSTLOSIGKEIT** auf.

▽ Die Basilarismigräne ist vergesellschaftet mit

- psychischen Belastungen und/oder mir dem
- Verzehr von Schokolade, Käse, Milchprodukten, Obst oder
- Glucose- und Schlafmangel.

Wenn sich, im Laufe der Zeit eine **ARTERIOSKLEROSE** entwickelt, sind die Basilarisspasmen rückläufig - *so hat alles sein Gutes.*

ⓔ
- Das **EPIDURALE HÄMATOM** geht mit einer **HIRNKOMPRESSION**, also mit einer unspezifischen Störung der Hirnfunktion einher.
  Entweder gleich nach einem Trauma oder nach einem kurzen **FREIEN INTERVALL** trübt der Patient ein.

▽ Ein Patient mit einem stumpfen Schädeltrauma muß daher unbedingt immer einige Zeit unter Beobachtung bleiben!

ⓓ
- Die **NEURALGIE** ist zwar schlimm, es handelt sich aber um ein **PERIPHERES GESCHEHEN**, nicht um ein zentrales.

Bei einer Neuralgie ist ein **PERIPHERER**, anatomischer Nerv betroffen (*gereizt*); es kommt daher zu Schmerzen im Verlauf dieses Nerven; ev. auch zu motorischen Ausfällen, das Gehirn ist aber **NICHT** betroffen.

**92) Ordnen Sie zu:**

**A)**    Commotio cerebri
**B)**    Contusio cerebri
**C)**    Compressio cerebri

**1)**    Coup und Contre-coup
**2)**    Eintrübung des Patienten nach einem freien Intervall möglich
**3)**    extrazerebrale Blutungen
**4)**    maximale Bettruhe 3 Tage
**5)**    Substanzverlust des Gehirns
**6)**    im Kernspin/CT kein pathologischer Befund sichtbar.

## Antwort:

| | | |
|---|---|---|
| ✗ | Ⓐ | ④ ⑥ |
| ✗ | Ⓑ | ① ⑤ |
| ✗ | Ⓒ | ② ③ |

Ⓐ  Eine **COMMOTIO**, eine **GEHIRNERSCHÜTTERUNG** stellt ein **LEICHTES HIRNTRAUMA** dar. Es handelt sich lediglich um eine passagere Stoffwechselveränderung der Hirnzellen,

⑥  ➠ in den üblichen bildgebenden Verfahren ist **KEIN PATHOLOGISCHER BEFUND** nachweisbar.

Die Patienten können nach diesem Hirntrauma scheinbar geordnete Handlungen ausführen, die **UNAN-GEMESSEN** sind.

☞ *Das kann beispielsweise zu Problemen führen, wenn ein Patient direkt nach einen Unfall eine ZEUGEN-AUSSAGE zu Protokoll gibt.*

Bei der **COMMOTIO** entwickelt sich eine **RETROGRADE** und **ANTEROGRADE AMNESIE**, d. h. die Patienten wissen nicht mehr, was direkt vor dem Unfall (*retrograd*) und in der anschließenden Zeit nach dem Unfall (*anterograd*) passiert ist.

④ Die Commotio geht mit

- **SCHWINDEL**,
- **ERBRECHEN**, ev. auch
- **NYSTAGMUS** einher,

sollte aber nicht zu einer überzogenen Bettruhe Anlaß geben.

Ⓑ   Eine **CONTUSIO** geht mit einem

⑤                    ⮕ **SUBSTANZVERLUST** einher.

Es kommt zu **BLUTUNGEN** in das Gehirn, die in den bildgebenden Verfahren **NACHWEISBAR** sind.

① Bei der Contusio sind immer 2 Herde nachweisbar:

- **COUP** und
- **CONTRE-COUP**

☼ Einmal auf der Seite, an der das **TRAUMA** stattgefunden hat (*Coup*), und zum Anderen auf der **GEGEN-ÜBERLIEGENDEN SEITE** (*Contre-Coup*).

Physikalisch gesehen beschleunigt die traumatische Kraft erst den Schädelknochen, und geht dann auf das Gehirn über, das daraufhin an den gegenüberliegenden Schädelknochen geschleudert wird.

*Aufgrund des Wasserkissens, in dem das Gehirn schwimmt, ist der Aufprallherd, der „COUP" immer kleiner als der gegenüberliegende Herd, der „CONTRE-COUP".*

Die Contusio ist gekennzeichnet durch eine **BEWUSSTLOSIGKEIT**, die länger als 4 Stunden andauert und die mit **HERDSYMPTOMEN** und/oder einer **TRAUMATISCHEN PSYCHOSE** (*Delir, Korsakow-Psychose*) einhergeht.

📖 **siehe AMTSARZTFRAGEN PSYCHIATRIE**

✾ Bei einer Contusio kommt es **IMMER** zu einer **DEFEKTHEILUNG** (*es kann auch zu einer Epilepsie kommen*).

© Eine **COMPRESSION** geht mit einer **BLUTUNG** einher. Es kann sich um ein

- **EPIDURALES**, ein
- **SUBDURALES** oder ein
- **INTRAZEREBRALES** Hämatom handeln.

② Bei allen Hämatomen kann ein **FREIES INTERVALL** vorkommen, beim **CHRONISCHEN SUBDURALEN HÄMATOM** dauert das freie Intervall, also die Zeit zwischen Trauma und auftreten klinischer Symptome am **LÄNGSTEN**.

③ Beim **EPIDURALEN HÄMATOM** (*dem häufigsten Kompressionssyndrom*) erfolgt eine Blutung **AUF DIE DURA**; das Hämatom liegt zwischen Schädel und Dura; es handelt sich um eine **ARTERIELLE** Blutung.

Beim **SUBDURALEN HÄMATOM** handelt es sich um eine Ruptur von Brücken**venen**, die vom Gehirn zu den Sinus ziehen.

Ein traumatisches **INTRAZEREBRALES HÄMATOM** kann sich im **HIRNSTAMM** entwickeln; es geht dann mit

- **BEWUSSTSEINSSTÖRUNGEN** und
- zentralen **ATEMSTÖRUNGEN** einher.

**93) Ordnen Sie zu:**

**A)**      vaskuläre Demenz
**B)**      M. Alzheimer
**C)**      M. Pick

**1)**      besonders Stirnlappen betroffen
**2)**      Multiinfarktdemenz
**3)**      Verlust für Takt und Schicklichkeit
**4)**      Zuspitzen der Persönlichkeitszüge
**5)**      diffuse Atrophie der gesamten Hirnrinde
**6)**      kindliches Verhalten mit traurig-ratloser Verstimmung

**Antwort:**

| | | |
|---|---|---|
| ☒ | Ⓐ | ② ④ |
| ☒ | Ⓑ | ⑤ ⑥ |
| ☒ | Ⓒ | ① ③ |

Ⓐ Die **VASKULÄRE DEMENZ** ist eine Folge der **ARTERIOSKLEROSE**.

☀ Es kommt zu kleinen, winzigen **INFARKTEN** überall im Gehirn und damit zu einem disseminierten **UNTERGANG VON NERVENZELLEN**. Dadurch ist die Kommunikation und die Informationsverarbeitung auf neuronaler Ebene nicht mehr gewährleistet, und es entsteht die **DEMENZ**.

② Diese Form der Demenz bezeichnet man deshalb auch als **MULTIINFARKTDEMENZ**.

☞ Kennzeichen ist der **VERLUST DER MERKFÄHIGKEIT** für Dinge **neueren** Datums, das **ALTGEDÄCHTNIS** funktioniert noch ausgezeichnet.

④ Die **GRUNDSTIMMUNG** beim Arteriosklerotiker ist mürrisch, depressiv; die **PERSÖNLICHKEITSZÜGE** werden karrikiert (*wenn ein Patient früher sparsam war, wird er jetzt geizig etc.*)
Die Affekte verflachen sich und brechen leicht durch; die Patienten wechseln sehr leicht die **STIMMUNG**.

Später können noch **WAHNIDEEN** auftreten (*Schuldwahn, Verarmungswahn etc.*)
📖 **siehe AMTSARZTFRAGEN PSYCHIATRIE**

Ⓑ   Der **M. ALZHEIMER** geht pathophysiologisch mit einer

⑤      ➠ **DIFFUSEN ATROPHIE DER HIRNRINDE** einher.

Beim M. Alzheimer kommt es zu **ABLAGERUNGEN** (*Plaques*) im Gehirn, die auf Zellschäden hinweisen.
Das Erkrankungsalter liegt zwischen dem 50. und 60. Lebensjahr; in seltenen Fällen auch mal um das 80. Lebensjahr.

✑ Frühsymptome sind

- **KOPFWEH** und
- **SCHWINDEL**, sowie
- **LEISTUNGSSTÖRUNGEN**.

Es kommt anschließend relativ rasch zur **VERGESSLICHKEIT**, die Patienten verlieren den Überblick.

⑥ Sie ermüden rasch und zeigen eine **RATLOS-TRAURIGE VERSTIMMUNG**, die einen kindlichen Einschlag hat. (*Manche Patienten verbringen ihre Tage damit, mit wachsender Begeisterung Aufzug zu fahren*).

Die Persönlichkeit und die Emotionalität bleiben, im Gegensatz zur vaskulären Demenz der Arteriosklerose, lange erhalten, die **SOZIALE FASSADE** wird lange Zeit aufrechterhalten.

Durch den Abbau der Rinde ist die **SPRACHKOMMUNIKATION** irgendwann auch beeinträchtigt; bei Befall des Wernicke- und Broca-Zentrums sind die Patienten zu keiner Kommunikation fähig.

✸ Der Tod tritt im Durchschnitt nach 4 -5 Jahren in schwerer Demenz an Pneumonie und/oder Dekubitalgeschwüren ein.

Ⓒ   Der **M. PICK** stellt eine

①              ● **STIRNHIRNATROPHIE** dar.

③ Charakteristisch ist ein **VERLUST AN TAKT UND SCHICKLICHKEIT**, die **PERSÖNLICHKEIT**
vergröbert sich zu einer triebhaften Entartung (*Gefräßigkeit, Exhibitionismus und alle die Dinge, die Ihnen Ihre Mutter in mühevoller Kleinarbeit aberzogen* hat).

Beim M. Pick ist die Intelligenz und die Orientierung noch länger erhalten.

Die Patienten sind **PFLEGEFÄLLE**; man muß hauptsächlich die Umgebung schützen und die Patienten
sedieren.

**94) Welche Aussage/n ist/sind richtig?**

**a)**      Eine Facialislähmung kann aufgrund eines Herpes zoster entstehen.

**b)**      Bei einer Facialislähmung kann der Patient nicht mehr fest die Zähne aufeinander beißen.

**c)**      Bei einer Facialislähmung können Geschmacksstörungen auftreten.

**d)**      Ein Horner-Syndrom führt zu einer peripheren Facialislähmung.

**e)**      Bei einer Facialislähmung kann es zu pathologischen Massenbewegungen der Gesichtsmuskeln kommen.

**A)**      Alle Aussagen sind richtig.
**B)**      Nur Aussagen a, b und e sind richtig.
**C)**      Nur Aussagen a und b sind richtig.
**D)**      Nur Aussagen a, c und e sind richtig.
**E)**      Nur Aussagen c und d sind richtig.

## Antwort:

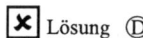 Lösung ⒟

Der **N. FACIALIS** ist unser Nerv der **MIMISCHEN MUSKULATUR**.
📖 **siehe Amtsarztfragen NERVENSYSTEM VORKLINIK.**

ⓐ    Ein **HERPES ZOSTER**, eine Gürtelrose kann überall im Verlauf eines Nerven entstehen.

🔆 Bei dieser endogenen Reaktivierung des Windpockenvirus breitet sich das Virus innerhalb der Schwann'schen Zellen aus und führt deshalb zu einem Reiz- und Ausfallssyndrom des erkrankten Nerven.

Das Reizsyndrom sind die Schmerzen, die noch jahrelang anhalten können, das Ausfallssyndrom wären beispielsweise schlaffe (*da periphere*) Lähmungen.

☞ Also kann auch ein Herpes zoster den **FACIALIS** ruinieren; es kommt zu Ausfallserscheinungen in der **MIMISCHEN MUSKULATUR**.

ⓑ    *Tja, Pech, die Kaumuskulatur ist keine mimische Muskulatur.* Die **KAUMUSKULATUR** wird vom **TRI-GEMINUS** innerviert.
*(Die Kaumuskulatur bewegt den Unterkiefer, also Knochen, die mimische Muskulatur bewegt Haut.)*

ⓒ    Wer die Neuroanatomie gut gelernt hat, weiß, daß der Facialis auch **SENSORISCHE FASERN** führt: er innerviert die vorderen 2/3 der Zunge, sowie vegetative Fasern für die Tränendrüse.

☞ Also führt eine periphere Facialisschädigung auch zu einer **GESCHMACKSSTÖRUNG** im vorderen Zungenbereich.

ⓓ Das **HORNER SYNDROM** entsteht bei Unterbrechungen des **SYMPATHICUS**.
Ein peripheres Hornersyndrom kann z. B. bei einer Operation am Hals auftreten;

☞ Kennzeichen:

- **MIOSIS,**
- **PTOSIS,**
- **ENOPHTALMUS.**

*Den Facialis brauchen wir hierzu nicht.*

ⓔ **MASSENBEWEGUNGEN** treten grundsätzlich dann auf, wenn eine **STÖRUNG DER FEINMOTORIK** vorliegt.

Massenbewegungen kommen also vor, wenn der Gyrus präcentralis und/oder die Pyramidenbahn geschädigt ist.

Eine zweite Möglichkeit für Massenbewegungen sind **PARTIELLE LÄHMUNGEN**. Wenn die Strecker des Armes fast ganz gelähmt sind, und der Patient möchte den Arm stecken, arbeiten alle benachbarten, noch gesunden Muskeln im Schulter- und Rumpfbereich mit.

☞ Bei allen **LANG ANDAUERNDEN**, peripheren Lähmungen kann es daher auch zu Massenbewegungen kommen.

**95) Welche Aussage/n ist/sind richtig?**

Beim M. Alzheimer treten folgende Symptome auf:

**a)** Verlust von Takt und Schicklichkeit
**b)** depressive Grundstimmung mit Wahnideen
**c)** Bauchhautreflexe verstärkt
**d)** Orientierungsstörungen
**e)** stark gestörte Emotionalität

**A)** Alle Aussagen sind richtig.
**B)** Nur Aussagen b, c, d und e sind richtig.
**C)** Nur Aussagen b und e sind richtig.
**D)** Nur Aussagen a, c und d sind richtig.
**E)** Nur Aussagen d sind richtig.

## Antwort:

☒ Lösung Ⓔ

Zum **M. ALZHEIMER** gehören folgende Frühsymptome:

ⓓ
- **STÖRUNG DER MERKFÄHIGKEIT UND DER ORIENTIERUNG,**

im Anfang hauptsächlich neuropsychologische Herdsymptome, wie

- **APHASIEN,**
- **APRAXIEN**, aber
- lange Zeit gut erhaltene **PERSÖNLICHKEIT**.

Subjektiv steht die **VERGESSLICHKEIT** im Vordergrund.

ⓐ Verlust von **TAKT UND SCHICKLICHKEIT** gehört zu der **STIRNHIRNATROPHIE**, zum **M. PICK**.

Hier stehen die Persönlichkeitsveränderungen im Vordergrund, die Demenz mit Orientierungsstörung tritt erst viel später auf.

ⓑ Die **DEPRESSIVE GRUNDSTIMMUNG** mit Wahnideen gehört zur **ARTERIOSKLEROSE,** zur **MULTIINFARKTDEMENZ.** Die arteriosklerotische Encephalopathie setzt schleichend ein und kann durch äußere Umstände (*Pensionierung, Tod des Ehepartners, Krankheit*) exazerbieren.

☞ Leitsymptome sind

- flüchtige, **NEUROLOGISCHE AUSFALLSYNDROME,** sowie die
- **STÖRUNG DER MERKFÄHIGKEIT** mit **ERHALTENEM LANGZEITGE-DÄCHTNIS.**

ⓔ Es tritt eine **AFFEKTIVE VERFLACHUNG** ein: die Patienten weinen laut bei einem Film, und können sich schon in der nächsten Minuten ganz ruhig über ein anderes Thema unterhalten. Man spricht auch von **AFFEKTDURCHLÄSSIGKEIT** oder **AFFEKTIVER LABILITÄT.**

Das fortgeschrittene Stadium geht nicht selten mit einem depressiven Versagenszustand einher, der die **MÜRRISCHE GRUNDSTIMMUNG** der Patienten wenigstens zum Teil erklären kann.

Die Persönlichkeitszüge werden karrikiert; aus einem „Charakterzug" kann sich im Laufe der Erkrankung ein **WAHN** entwickeln.

ⓓ **ORIENTIERUNGSSTÖRUNGEN** sind ein Merkmal einer **ORGANISCHEN HIRNERKRANKUNG.**

Sie treten sowohl

- beim M. Alzheimer als auch
- bei der Arteriosklerose und
- beim M. Pick auf.

ⓒ *Na, wieder reingefallen?* Pathologisch verstärkte **FREMDREFLEXE** gibt es nicht; es gibt nur verminderte Fremdreflexe.

**VERMINDERTE** Bauchhautreflexe können auf MS (*Multiple Sklerose*) hinweisend sein.

96) Welche Aussage zur Polyneuritis Typ Guillain-Barré ist falsch?

A)    Sie geht mit sensiblen und motorischen Störungen einher.
B)    Sie betrifft hauptsächlich das sensible Hinterhorn des Rückenmarks.
C)    Sie kann zum Tod durch Atemstillstand führen.
D)    Sie geht mit abgeschwächten Muskeleigenreflexen einher.
E)    Die neurologischen Erscheinungen bilden sich innerhalb einer Woche aus.

## Antwort:

☒ Lösung Ⓑ

Ⓑ Man hätte sich die Lösung auch ableiten können: wenn die Krankheit schon **POLYNEURITIS** (*Poly-neuropathie*) heißt, sind meistens

- **SENSIBLE,**
- **MOTORISCHE** und
- **VEGETATIVE** Ausfälle festzustellen.

☼ Die **AKUTE POLYNEURITIS GUILLAIN-BARRÉ** stellt eine **AUTOIMMUNREAKTION** gegen Gewebe von peripheren Nerven dar.
Die Erkrankung kann z. B. nach einer **GRIPPE** auftreten; sie ist im Frühjahr und im Herbst häufiger.

Es kommt zu **AUFSTEIGENDEN LÄHMUNGEN**, die in den Beinen anfangen und die auch den Hirnstamm (*Hirnnerven!*) erreichen können.

Ⓔ Das Ganze entwickelt sich recht schnell, innerhalb von einer Woche.

☞ Es treten

Ⓓ
Ⓐ
- **SYMMETRISCHE LÄHMUNGEN** mit **REFLEXABSCHWÄCHUNGEN** auf,
- **SENSIBLE REIZERSCHEINUNGEN** (*Parästhesien*) und
- **VEGETATIVE STÖRUNGEN**
  - ◑ Schweißsekretion,
  - ◑ Herzfrequenz,
  - ◑ Inkontinenz auf.

Von den **HIRNNERVEN** wird häufig der

- N. facialis, der
- N. trigeminus, der
- N. vagus, der
- N. accessorius und der
- N. hypoglossus betroffen.

Der Tod kann durch

- Atemlähmung,
- Herzstillstand oder durch
- Lungenembolie und
- Beinvenenthrombosen auftreten.

Circa 1/5 der Patienten müssen **BEATMET** werden.

Die Polyneuritis Guillain-Barré muß also unbedingt im **KRANKENHAUS** behandelt werden!

Die Krankheitserscheinungen (*Lähmungen, Sensibilitätsstörungen*) bleiben bis zu einem **MONAT** auf diesem Stand und bilden sich dann langsam innerhalb von Monaten zurück.

Eine **RESTITUTIO AD INTEGRUM** (*vollständige Abheilung*) ist häufig.

**97) Welche Aussage/n ist/sind richtig?**

Die Neurofibromatose M. von Recklinghausen ...

**a)** ...... geht mit Pigmentnaevi einher
**b)** ...... kann mit tastbaren, gutartigen Tumoren von peripheren Nerven einhergehen
**c)** ...... ist oft vergesellschaftet mit Epilepsie
**d)** ...... kann zur Taubheit führen
**e)** ...... kann mit Bewegungsschmerzen einhergehen.

**A)**     Alle Aussagen sind richtig.
**B)**     Nur Aussagen a und e sind richtig.
**C)**     Nur Aussagen b, d und e sind richtig.
**D)**     Nur Aussagen b, c und d sind richtig.
**E)**     Nur Aussagen a, c und e sind richtig.

## Antwort:

| **X** | Lösung Ⓐ

Die **NEUROFIBROMATOSE V. RECKLINGHAUSEN** ist eine **DOMINANT ERBLICHE** Erkrankung, die bevorzugt Männer betrifft.

ⓐ ● Die Krankheit ist durch **HAUTVERÄNDERUNGEN** gekennzeichnet, die sich bis zur Pubertät vermehrt zeigen. Es handelt sich um

☞
   - ● hellbraune **PIGMENTMÄLER** (*Pigmentnaevi*), sowie um
   - ● breitbasig aufsitzende oder gestielte **FIBROME**.

☜ Diese gutartigen Haugeschwülste können ein monströses Ausmaß annehmen und müssen dann **OPERIERT** werden.

ⓑ ● Ein weiteres Kennzeichen sind **GUTARTIGE TUMORE** der peripheren Nerven, die von den Schwann'schen Zellen ausgehen. Bevorzugt sind

am Arm der
   - ● **N. MEDIANUS** und der
   - ● **N. ULNARIS,**

am Bein der
   - ● **N. ISCHIADICUS** und der
   - ● **N. FEMORALIS.**

Diese Neurinome sind mit einem bißchen Glück unter der Haut **TASTBAR**.

ⓔ Dummerweise können solche gutartigen Tumor auch genau im **FORAMEN INTERVERTEBRALE** auftauchen: hier komprimieren sie den Spinalnerven und führen zu **WURZELREIZSYNDROMEN**, die der Patient als **BEWEGUNGSSCHMERZ** spürt.

Diese Tumore können sich auch innerhalb des Wirbelkanals als extramedulläre Tumore ausbreiten und ein **QUERSCHNITTSSYNDROM** verursachen.

ⓓ Ein solcher, *gutartiger* Tumor am **N. VESTIBULOCOCHLEARIS** (VIII. Hirnnerv) kann den Nerv zerstören und zur **TAUBHEIT** führen.

*Sie sehen, obwohl das alles gutartige Tumoren sind, sind die Auswirkungen ganz und gar nicht gutartig!*

☞ Die Neurinome werden, soweit machbar, operiert.

ⓒ Da der M. von Recklinghausen eine Anlagestörung ist, kommen andere, unspezifische Zeichen gestörter Hirnfunktion oft noch dazu.

☞ Viele der Patienten sind **UNTERBEGABT** und/oder entwickeln eine **EPILEPSIE**.

**98)** Die Syringomyelie ist eine angeborene Erkrankung, die mit Veränderungen in der Nähe des Zentralkanals einhergeht.

**Welche Aussage/n ist/sind richtig?**

a) Die Patienten können besonders gut heiße Gegenstände anfassen.
b) Der Babinski-Reflex ist immer auslösbar.
c) Es kann zu lokalisierter Osteoporose z. B. an den Händen kommen.
d) Es kommt schnell zu spastischen Lähmungen.
e) Die Fremdreflexe, wie z. B. der Kornealreflex sind gesteigert.


A) Alle Aussagen sind richtig.
B) Nur Aussagen a, d und e sind richtig.
C) Nur Aussagen a, b und c sind richtig.
D) Nur Aussagen b und d sind richtig.
E) Nur Aussagen a und c sind richtig.

## Antwort:

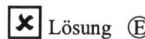 Lösung Ⓔ

*Um die Frage beantworten zu können, brauchen Sie eigentlich von der Erkrankung „Syringomyelie"
noch nie was gehört zu haben; in der Aufgabenstellung war netterweise schon alles angegeben, was Sie
brauchen:*

- es handelt sich um eine Störung in der Nähe des **ZENTRALKANALS**.

*Jetzt sind diejenigen im Vorteil, die Ihre Anatomie (Vorklinik!!) begriffen haben!*

Der Zentralkanal befindet sich in der Mitte des Rückenmarks in der **GRAUEN SUBSTANZ**.
📖 siehe **AMTSARZTFRAGEN NERVENSYSTEM VORKLINIK**.

Wenn Sie weiterhin noch wissen, daß die **SCHMERZ- UND DIE TEMPERATURBAHN SEGMEN-
TAL KREUZEN**, dann ist die Sachlage klar:

ⓐ ➠ es kommt zu **STÖRUNGEN IN DER TEMPERATURBAHN**.

Die Patienten empfinden diese Sensibilitätsstörungen aber nicht als krankhaft, sondern berichten in der
Anamnese ganz stolz, daß sie im ganz heißen Wasser geschirrspülen können etc. Die Patienten verbrennen
oder verbrühen sich auch öfters die Hände, ohne daß sie besondere Schmerzen empfinden, denn:

☞ die **SCHMERZBAHN** kreuzt auch segmental.

*Die Patienten schauen manchmal aufgrund dessen etwas hochnäsig auf die Anderen, die „Wehleidigen"
herab.*

Die epikritische Sensibilität *(Berührungsempfindung)* ist nicht gestört; sie wird ja über die Hinterstränge
weitergeleitet.

☞ Wenn der Prozess weiter ausgedehnt ist, ist als nächstes die graue Substanz betroffen:

- die **VORDERHÖRNER** (*mit schlaffen Lähmungen und Faszikulationen*),
- die **SEITENHÖRNER** mit vegetativen Störungen und
- nur sehr selten die **HINTERHÖRNER**.

**VEGETATIVE STÖRUNGEN** äußern sich in einer trophischen Störung:

- die **HAUT** wird dünn, infektanfällig,
- **HAARE** fallen aus und
- die **NÄGEL** splittern oder zeigen Zeichen von Infektionen.
- Die Durchblutung ist nicht mehr adäquat; es kommt zu **ÖDEMEN**.

ⓒ Auch der **KNOCHEN** ist betroffen:

- er entkalkt (*lokale Osteoporose*) und es kann zu
  - **SPONTANFRAKTUREN** kommen. Diese Frakturen können schmerzlos bleiben, da ja die Schmerzempfindung gestört ist.

ⓑ Der **BABINSKI-REFLEX** ist dann auslösbar, wenn eine Störung im Verlauf der **PYRAMIDENBAHN** vorliegt. Die Bahnen liegen aber alle in der weißen Substanz des Rückenmarks; wenn überhaupt, dann sind sie bei der Syringomyelie nur sehr **SPÄT** betroffen.
(*Die weiße Substanz liegt außen um die graue Substanz!*)

ⓓ Eine **SPASTIK** entsteht, wenn sowohl die Pyramidenbahn als auch die Extrapyramidalbahn gestört ist. Auch die Extrapyramidalbahn liegt in der **WEISSEN SUBSTANZ**.

ⓔ *Na, gewußt?* **FREMDREFLEXE** sind bei keiner Erkrankung gesteigert, wohl aber bei ein paar Erkrankungen **VERMINDERT** (*MS z. B.*).

**PATHOGNOMONISCH** kann man nur die **EIGENREFLEXE** verwenden:

⤷ **STEIGERUNG** bei einer **SPASTIK** oder bei **ENTHEMMUNG** des α-MOTONEURONS des Vorderhorns,

⤷ **ABSCHWÄCHUNG** bei einer Schädigung des **PERIPHEREN NERVEN** und/oder des **MOTORISCHEN VORDERHORNS**.

Zur Aufklärung noch ein paar Worte über die Erkrankung aus der Frage, über die **SYRINGOMYELIE:**

☀ es handelt sich um eine **ANGEBORENE ERKRANKUNG,** die oft zusammen mit weiteren angeborenen Fehlbildungen auftritt

- Trichterbrust,
- Skoliosen,
- Überlänge von Händen, Armen.

Es treten **HÖHLEN** im Bereich des Rückenmarks um den Zentralkanal auf, sowie ein **ABNORMES WACHSTUM** von **GLIAZELLEN** oder anderen Zellen (*Fettzellen, Gefäßwucherungen*).

Bevorzugt stellt man diese Erkrankung im Bereich der **MEDULLA OBLONGATA** und im **HALS-** und **BRUSTMARK** fest.

Es treten Schädigungen der **GRAUEN SUBSTANZ** auf; die Bahnen werden nur in Ausnahmefällen in Mitleidenschaft gezogen, wenn die abnorm wachsenden Gliazellen o. a. Tumoren bilden, die indirekt durch Druck die Bahnen schädigen können.

🐍 Als **FRÜHSYMPTOM** tritt eine Störung der **TEMPERATUR-** und **SCHMERZEMPFINDUNG** auf, wobei diese Wunden schlecht heilen. Die **SCHLECHTE HEILUNGSTENDENZ** ist Ausdruck der vegetativen Störung. Später kommt es, besonders im Bereich der Arme und Hände zu einem

- **ÖDEM,**
- **OSTEOPOROSE,** sowie zu einer
- schmerzlosen **ARTHROSE.**

Zeichen der sympathischen Innervationsstörung kann auch ein **HORNER-SYNDROM** sein, das jetzt mit brennenden, dumpfen Dauerschmerzen einhergeht, sowie mit einer

- **MIOSIS,**
- **PTOSIS** und
- **ENOPHTALMUS.**

📖 siehe Frage # 75

**99)** Ein Patient bekommt während der Anamneseerhebung plötzlich einen starren Blick, hält in der Bewegung inne, gibt schmatzende Laute von sich und ist offensichtlich nicht mehr ansprechbar.

**Welche Aussage ist richtig?**

**A)**   Sie veranlassen eine sofortige Klinikeinweisung.

**B)**   Es handelt sich um ein beginnendes diabetisches Koma; Sie spritzen Insulin.

**C)**   Es handelt sich um ein hysterisches Demonstrationsphänomen; Sie zeigen sich unbeeindruckt.

**D)**   Es handelt sich um eine Epilepsie; Sie raten dem Patienten, den Führerschein abzugeben.

**E)**   Es handelt sich um einen Patienten mit sensorischer Aphasie; Sie bieten ihm was zu essen an.

## Antwort:

$\boxed{\times}$ Lösung ⓓ

*Doch, doch, sowas gibt's.*

ⓓ Die **TEMPORALLAPPENEPILEPSIE** nennt man auch **PSYCHOMOTORISCHER ANFALL**; sie gehört zu den **PARTIELLEN ANFÄLLEN.**

Bei den partiellen Anfällen oder Herdanfällen breitet sich die pathologische Erregung nicht auf die gesamte Hirnrinde aus, deshalb ist das **BEWUSSTSEIN** bei solchen Anfällen weniger getrübt als bei den großen Anfällen.

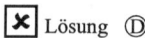 Die **PSYCHOMOTORISCHEN ANFÄLLE** gehen vom **BASALEN TEMPORALLAPPEN** aus. Die Patienten erleben in der Regel eine **AURA**, deren Beschreibung eher an einen Flash-back-Rausch als an etwas Anderes denken läßt:

- deja-vu-Erlebnisse,
- Zeitdehnung,
- Zeitraffung,
- Dimensionsveränderungen,
- Pseudohalluzinationen (*Patient sieht Szenen der Vergangenheit neben/über der realen Wahrnehmung*).

Der eigentliche Anfall geht mit

- einer verlängerten Reaktionszeit einher, mit
- Bewußtseinstrübung und
- vegetativen Symptomen, wie z. B. starker Speichelfluß und/oder Harndrang.

Während dieser Zeit können **STEREOTYPE HANDLUNGSABLÄUFE** wiederholt werden; der Patient ist auch in der Lage, zu gehen und Gegenständen auszuweichen. Er hat allerdings kein bewußtes Ziel (*wer hat das schon immer*).

Ein Temporallappenanfall ist nach 30 Sekunden bis 2 Minuten beendet; der Patient ist vielleicht während dieser Zeit wie ein Schlafwandler in den Keller gegangen und wundert sich jetzt, was er da wollte ......?!?

☞ **Bei einer Epilepsie sollten die Patienten tatsächlich kein Kraftfahrzeug führen - stellen Sie sich mal vor, so ein Anfall passiert dem Patienten während einer Fahrt!**

Ⓐ Wenn sie alle unklaren Patientenfälle in die Klinik schicken, haben Sie bald nichts mehr zu tun.

*Also erst mal selber schauen, was dahinter steckt!*

Ⓑ *Das war kräftig daneben. ein diabetisches Koma entwickelt sich viel langsamer.*

- ● Im Fall des **HYPEROSMOLAREN KOMAS** ist der Patient allgemein **VERLANGSAMT**,
- ○ im Fall des **KETOAZIDOTISCHEN KOMAS** fehlt der acetonähnliche **GERUCH** der Ausatemluft und die **KUSSMAUL'SCHE ATMUNG**.

📖 siehe **AMTSARZTFRAGEN STOFFWECHSEL**.

Ⓒ Eine **HYSTERIE**, ebenso wie eine psychosomatische Erkrankung kann man erst annehmen, wenn alle diagnostischen Möglichkeiten ausgeschöpft sind und kein Ergebnis gebracht haben.

*Sie sollten als Therapeut Ihren Patienten akzeptieren, aber nicht vorschnell verurteilen!*

Ⓔ *Lesen Sie nochmal nach, was man unter sensorischer Aphasie versteht!*
📖 siehe Frage # 87
Die **SENSORISCHE APHASIE** ist eine Störung des **WERNICKE-SPRACHZENTRUMS**; der Patient redet viel, aber niemand versteht, was er meint.

*Wenn eine Mensch schmatzende Geräusche von sich gibt, heißt das nicht unbedingt, daß er was zu essen will!*

**100) Welche Aussage/n ist/sind richtig?**

Folgende Erkrankung können mit einer Bewußtseinstrübung einhergehen:

a)      Z. n. (*Zustand nach*) Oberschenkelfraktur mit Schock
b)      Sinusthrombose
c)      Status epilepticus
d)      Alkoholrausch und Delirium tremens
e)      Amyotrophe Lateralsklerose

A)      Alle Aussagen sind richtig.
B)      Nur Aussagen a, b, c und d sind richtig.
C)      Nur Aussagen b, c, d und e sind richtig.
D)      Nur Aussagen b, c und d sind richtig.
E)      Nur Aussagen c und d sind richtig.

**Antwort:**

☒ Lösung Ⓑ

Eine **BEWUSSTSEINSTRÜBUNG** tritt immer dann auf, wenn die Hirnrinde in ihrer Gesamtheit (*oder wenigstens zum überwiegenden Teil*) in Mitleidenschaft gezogen ist.

ⓐ Bei einer **OBERSCHENKELFRAKTUR** kann es zu einer **FETTEMBOLIE** kommen.
Triacylglyceride können im Blut nur dann transportiert werden, wenn sie zu kleinen Fetttröpfchen geballt werden, die mit Lösungsvermittler umgeben sind ...

⠀⠀⠀⠀⠀⠀⠀⠀⠀⠀⠀⠀⠀▥➡ als Lipoproteine.

📖 **siehe AMTSARZTFRAGEN STOFFWECHSEL.**

Die Fette, die ohne diese Schutzhülle im Gefäßsystem auftauchen, verursachen **MIKROTHROMBEN** in den Kapillaren.

Die Symptomatik setzt entweder 2 Stunden oder 2 Tage nach dem Unfall ein, und ist hauptsächlich durch

- **DELIR**, durch
- **HERDSYMPTOME** mit symmetrischen pathologischen Reflexen und durch
- **KRÄMPFE** gekennzeichnet.

Aber auch die anderen Organe tragen Schäden davon:

- Bluthusten,
- Oligurie,
- Darmblutungen etc.

☞ *Das ist natürlich ein absoluter Notfall.*

ⓑ   Eine **SINUSTHROMBOSE** kann entstehen, wenn, wie schon Virchow sagte (*und bei Rommelfanger in Herz/Kreislauf Klinik nachzulesen ist*), eine

- STASE, eine
- Veränderung der **BLUTZUSAMMENSETZUNG** und eine
- **GEFÄSSWANDSCHÄDIGUNG** vorliegt.

➠   Eine **STASE** ist einfach ein langsamerer Blutfluß,

➠   die Veränderung der **ZUSAMMENSETZUNG** des Blutes kann man durch regelmäßig Einnahme der Pille erreichen, und

➠   die **GEFÄSSWANDSCHÄDIGUNG** wird durch eingeschwemmte Bakterien verursacht.

Die Bakterien können entweder durch **OPERATIONEN** im HNO-Bereich ins Blut gelangen, oder aber viel einfacher, durch unsachgemäße Manipulationen an **HAUTUNREINHEITEN** (*Pickel, Furunkel*) im Gesichtsbereich oberhalb der Mundspalte.

📖 **siehe AMTSARZTFRAGEN HNO/AUGE.**

Es kommt dann pathophysiologisch zu einem

- Rückstau des venösen Blutes, zu
- Herdsymptomen im gestauten Gebiet,
- starken Kopfschmerzen,
- Übelkeit,
- Erbrechen und
- ev. auch epileptischen Anfällen.

☞ *Die Sinusthrombose ist auch ein schwerer Notfall.*

ⓒ   Der **STATUS EPILEPTICUS** geht selbstverständlich mit einer Bewußtlosigkeit einher. Der Status epilepticus ist definiert als Serie von großen epileptischen Anfällen, bei denen der Patient aus dem **TERMINALSCHLAF** immer wieder von neuem in einen epileptischen Anfall rutscht, ohne zwischendurch das Bewußtsein wiedererlangt zu haben.

Ein Status epilepticus kommt z. B. vor bei einem **HIRNTUMOR** und ist ebenfalls eine Notfallsituation von höchster Priorität.

ⓓ   Ein **ALKOHOLRAUSCH** geht über ein

> ➡ Exzitationsstadium in eine
> ➡ Bewußtseinstrübung und dann in ein
> ➡ Koma über.

*Wenn Sie die Frage falsch beantwortet haben, spricht das für Ihre gute Erziehung!*

Ein **DELIR**, egal, ob welcher Ursache, ist definiert als

- Bewußtseinstrübung,
- Orientierungsstörung,
- Halluzinationen,
- Illusionen,
- psychomotorischer Aktivitätsschub und
- vegetative Zeichen.

Näheres zum Alkoholismus ...
📖 **siehe AMTSARZTFRAGEN PSYCHIATRIE.**

ⓔ   Die **AMYOTROPHE LATERALSKLEROSE** ist eine Erkrankung, die sich auf eine isolierte Zerstörung des motorischen Systems beschränkt: man stellt eine ...

- Kombination von schlaffen und spastischen Paresen fest; die
- Sensibilität ist nicht gestört,
- Bewußtseinsstörungen treten ebenfalls nicht auf.

Es kann also sowohl das **VORDERHORN DES RÜCKENMARKS** als auch die **PYRAMIDENBAHN** betroffen sein.

🐾 Die Krankheit ist progredient und erwischt irgendwann den **HIRNSTAMM** mit seinen motorischen Hirnnervenkernen; die Patienten überleben im Durchschnitt 3 Jahre.

# INHALTSVERZEICHNIS

## Symbole

# Achtung!
# Super Angebot!

Es ist uns auch heuer wieder gelungen, die Autorin der Erfolgsreihe "Amtsarztfragen für die Heilpraktikerprüfung" und absolute Koryphäe in punkto Prüfungsvorbereitung für Heilpraktiker und Psychotherapeuten,

## Frau Dr. med. P. Rommelfanger

für Vorbereitungsseminare zu gewinnen. Es wird wieder zwei verschiedene Seminarformen geben:

- den **GROßEN PAUKKURS**, den *Nürnberger Trichter*, über zwei Wochen während der Osterferien, und die
○ **DIFFERENTIALDIAGNOSEWOCHENENDEN**.

## Worum geht es in den Seminaren?

- Im Nürnberger Trichter wird der gesamte Prüfungsrelevante Stoff wiederholt, mit praktischen Übungen (*Untersuchungen!!*) und gezieltem Schwerpunkt auf die Prüfung.
○ Bei den Wochenendseminaren geht es ausschließlich um Differentialdiagnose.

## Wer ist für welchen Kurs geeignet?

**NÜRNBERGER TRICHTER**

- Der **ANFÄNGER** erlebt in zwei Wochen, worauf er sich bei seinen Studien konzentrieren muß und worauf er besonders achten sollte bei seiner Ausbildung.
- Der **STUDIERENDE** kann seinen augenblicklichen Wissensstand überprüfen, korrigieren und Verständnisprobleme klären (*leider ist Ihre Lektüre und Ausbildung oft nicht auf dem letzten Stand*).
- Der "**PROFI**", der kurz vor seiner Prüfung steht, kann hier letztlich Wissenslücken schließen und falsch gelerntes über Bord werfen.


**DIFFERENTIALDIAGNOSEWOCHENENDEN**

○ Der **PRAKTIKER** kann hier quasi mit **Supervision** für die tägliche Praxis seine Diagnosen perfektionieren. Meist ist dies ein Punkt, der bei der Ausbildung zu kurz kommt.

○ Der **STUDIERENDE** lernt die **diagnostischen Spielregeln** und **Methoden** kennen.

○ Der "**PROFI**" bereitet sich hiermit gezielt auf die **Prüfung** vor. Seit der "Zentralisierten" ist die "Mündliche" fester Bestandteil und wo sonst hat der Amtsarzt so leicht Gelegenheit sich praxisnah von Ihrer Unbedenklichkeit für den Patienten zu überzeugen?

○ Für **ALLE**: Mit der Diagnose steht und fällt jede Therapie und der Behandlungserfolg. Fehler, die Sie hier machen, bezahlt als erstes Ihr Patient. **DESHALB IST EIN GUTER THERAPEUT STETS EIN GUTER DIAGNOSTIKER!**

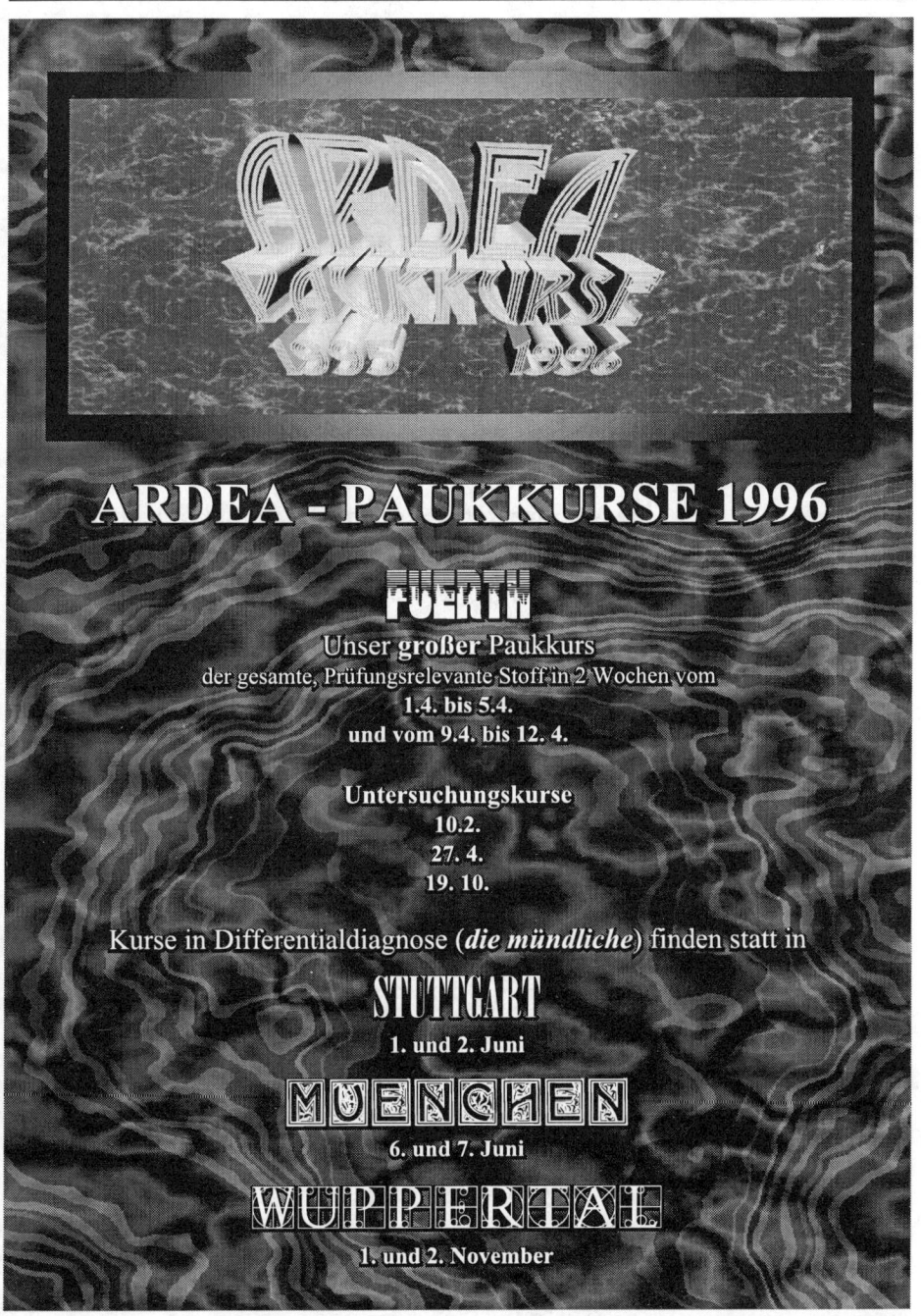

# ARDEA - PAUKKURSE 1996

## FUERTH

Unser **großer** Paukkurs
der gesamte, Prüfungsrelevante Stoff in 2 Wochen vom
1.4. bis 5.4.
und vom 9.4. bis 12. 4.

**Untersuchungskurse**
10.2.
27. 4.
19. 10.

Kurse in Differentialdiagnose (*die mündliche*) finden statt in

## STUTTGART
1. und 2. Juni

## MUENCHEN
6. und 7. Juni

## WUPPERTAL
1. und 2. November

...... Die **Blitztrichterkurse**
*Wie fit sind Sie für die Praxis?*

Hier werden Sie ein ganzes Wochenende nur mit **Patientenfällen** konfrontiert.

Wenn Sie soweit sind, daß Sie bereits einmal den gesamten Stoff durchgearbeitet haben, können Sie sich nun mit kriminalistischem Spürsinn bewaffnen und wie weiland Dr. Watson auf Ermittlung gehen. Ausgehend von der Frage "Wer ist der Täter?" können Sie hier lernen relevante Symptome dingfest zu machen um letztlich die eine, zugrunde liegende Erkrankung zu diagnostizieren.

Sie lernen also, eine Anamnese zu erheben und anhand von Anamnesedaten auf eine bestimmte Erkrankung rückzuschließen *(umgekehrt wie bei der regulären Prüfungsvorbereitung, wo Sie die Erkrankung und dann die dazugehörigen Symptome lernen, müssen Sie jetzt von gegebenen Symptomen auf die Krankheit schließen.)*

Die Blitztrichterkurse sind nicht nur eine hervorragende abschließende Vorbereitung auf die Prüfung, sondern Sie trainieren auch ganz allgemein das "Querdenken", das Sie in der Praxis so oft brauchen werden.

Den einen hab' ich noch ...

Die Teilnehmeranzahl ist begrenzt und es ist unheimlich deprimierend völlig verzweifelten Schülern erklären zu müssen, daß beim besten Willen kein Platz mehr frei ist. Die Paukkurse haben einen enormen Andrang und sind teilweise Wochen vorher ausgebucht.

Deshalb noch einmal, in Ihrem eigenen Interesse,
**MELDEN SIE SICH RECHTZEITIG AN.**

Also: wer zuerst kommt und mit Anzahlung bucht ...

## Die Kurse der **Allgemeinen körperlichen Untersuchung.**

Da die körperliche Untersuchung ...

① in der Ausbildung allgemein zu kurz kommt,
② die Bedeutung für Ihre eigene Praxis so wichtig ist und
③ (*zu recht*) jetzt allgemein in die mündliche Prüfung mit aufgenommen wurde,

haben wir 3 Termine im Jahr angesetzt:

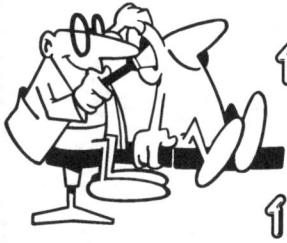

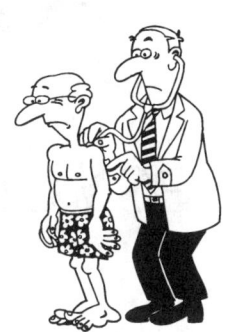

**10. FEBRUAR
27. APRIL
19. OKTOBER**

Die Untersuchungskurse finden in unserer Schule statt. Vermittelt werden alle wichtigen und Praxisrelevanten Untersuchungsverfahren, bei denen Sie **ohne großen apparativen Aufwand** (*deshalb auch **manuelle** Untersuchung!*) eine körperliche Untersuchung des Patienten durchführen können, die es Ihnen erlaubt eine korrekte Diagnose zu erstellen.

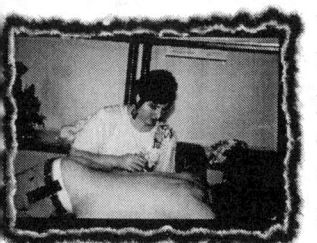

**Hier wird demonstriert, geübt und anschließend ...**

**... besprochen, was Sie später für die Praxis brauchen!**

# Endlich erhältlich!

## Auf dieses Buch haben Sie schon lange gewartet!

# VADEMECUM

## für die

# PSYCHOTHERAPEUTEN-PRÜFUNG

● Wollen auch Sie sich auf die Psychotherapeutenprüfung (im Sinne des Heilpraktikergesetzes) vorbereiten? *

● Wissen auch Sie nicht, wo Sie mit Ihren Vorbereitungen beginnen sollen, oder was dabei eigentlich von Ihnen verlangt wird? *

**Dann können wir Ihnen helfen!**

Unser "Vademecum für die Psychotherapeutenprüfung" ist, ähnlich wie unser bereits tausendfach erprobtes "Vademecum für die Heilpraktikerprüfung", ein Paukkompendium, wie Sie es wohl schon lange gesucht haben.
Stichpunktartig ist hierin der gesamte Prüfungsrelevante Stoff zusammengefaßt, wie er von Ihnen verlangt wird. Ohne lange Umschweife sind hier die Fakten zusammengetragen, in den Formulierungen, wie Sie in der Prüfung wörtlich von Ihnen erwartet werden.

---

*  *Der Gesetzgeber hat seit einiger Zeit die Möglichkeit gegeben, sich, nach bestandener Prüfung, als Psychotherapeut zu betätigen. Hiermit ist auch Um- und Aussteigern die Chance geboten, sich ohne akademisches Studium den Lebenstraum zu realisieren.*

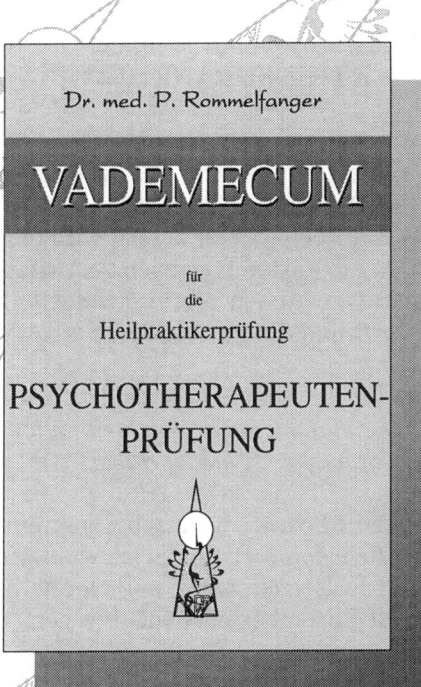

Dr. med. P. Rommelfanger

# VADEMECUM

für
die
Heilpraktikerprüfung

## PSYCHOTHERAPEUTEN-PRÜFUNG

Tja, so ungefähr sehen sie also aus, die mittlerweile legendär gewordenen „**POSTER DER INFEKTIONSKRANKHEITEN**". ☞ ☞ ☞

Nachdem wir mit unserem letzten Drucker über Qualität und Zuverlässigkeit unterschiedlicher Meinung waren, sind die Druckvorlagen urplötzlich verschwunden, so daß ich vor dem Problem saß, aus den Dateien einen neuen Film zu zaubern. Wer mit Rechnern zu tun hat wird das Problem kennen. Zwischenzeitlich waren die Poster dann auch vergriffen, was zu nachkriegsähnlichen Schwarzmarktsituationen führte. Mittlerweile sind die Probleme jedoch halbwegs im Griff und die Poster wieder erhältlich.

Eine Neuerung gibt es für die Zukunft, da ich den Vertrieb nicht mehr selber machen werde (*ich habe einfach keine Zeit mehr, mich hinzustellen und die Bestellungen Stück für Stück per Hand zu rollen*).

Der Exklusivvertrieb für die Poster liegt jetzt bei unserem Direktvertrieb (*siehe Hinweis* **ER-Leben B. Brockmann**). Soviel ich weiß wird er den Preis bei 30 DM für alle drei Poster festsetzen, wer Sammelbestellungen aufgeben will, bzw. als Buchhändler die Poster bestellen möchte, der muß sich also an Herrn Brockmann persönlich wenden.

Bei den Postern sind auch gleich noch ein Paar Änderungen dazugekommen. So haben wir jetzt auch der Vollständigkeit halber die Trichinosen aufgeführt, ein Punkt, der immer wieder zu Rückfragen führte. Ganz neu auch die erworbene humane spongioforme Encephalopathie, die seit 1994 in die Liste der meldepflichtigen Erkrankungen aufgenommen wurde.
Da wir eine Größenbeschränkung haben, was die Länge der Poster betrifft, wurde unser Poster nummero zwo schmäler, als bei der alten Auflage. *Eigentlich wurde es länger, aber da wir eine Maximallänge haben, mußten wir es passend skalieren.* Nachdem aber die Größe bisher immer ein Problem war, kommt Ihnen die neue Abmessung hoffentlich entgegen.

## ARDEA Verlag Infektionskrankheiten 1
Stand: August 95    Alle Rechte beim Verlag

| KRANKHEIT | ERREGER | ANSTECKUNGS-MODUS | INKUBATIONS-ZEIT | KLINIK | KOMPLIKATIONEN | MELDEPFLICHTIG BEI |
|---|---|---|---|---|---|---|
| Botulismus | Clostridium botulinum grampositive Stäbchen obligat anaerob | Lebensmittel Konserven, Fleischkonserven | 4 - 48 Stunden | **Intoxikation** Toxin kann durch (Darm)egmy Erreger aufereist werden Verlauf: absteigende symmetrische schlaffe Lähmungen Doppelbilder, Sprach- und Schluckstörungen, Mundtrockenheit kein Fieber | Atemstillstand hohe Letalität | VET |
| Cholera | Vibrio cholerae gramnegative Stäbchen | Wasser, Lebensmittel | 1 - 6 Tage | **Intoxikation** schmerzlose Diarrhoe und schmerzloses Erbrechen "reiswasserähnlich" | Dehydratation Schock Dauerausscheider | VET |
| Enteritis infectiosa | Staphylotoxikon Salmonella enteritidis Salmonella typhimurium E. coli Campylobacter Clostridien Yersinien Viren | Lebensmittel | einige Stunden | Beschwerdebild meist mit Fieber | Dehydratation | VET |
| Fleckfieber | Rickettsia prowazekii gramnegative Stäbchen | Kleiderlaus | 10 - 14 Tage | hoher Fieber mit hämorrhagischem Ausschlag | Rezidive noch Jahrzehnten später | VET |
| Lepra | Mykobakterium leprae säurefeste Stäbchen (fakultativ gramnegative intrazellular) | Tröpfcheninfektion direkter Kontakt Muttermilch | Monate bis Jahre | Kennzeichen: tastbare Nervenstränge ● tuberkuloide Lepra: anästhetische Hautläsionen ● lepromatöse Lepra: Facies leonina (Löwengesicht), Sattelnase, Ulcera mit Sekundärinfektionen ● borderline Lepra: Zwischenform zwischen der tuberkuloiden und lepromatösen Lepra | Sekundärinfektionen | VET |
| Milzbrand | Bacillus anthracis grampositive Stäbchen | Zoonose | 2 - 3 Tage | ● Hautmilzbrand: schwarzer großer Pickel, relativ schmerzlos ● Lungenmilzbrand ● Darmmilzbrand | Lungenmilzbrand kann letal enden | VET |
| Ornithose | Chlamydia psittaci | Vogelkot | 7 - 14 Tage | Fieber, Allgemeinsymptome **Pneumonie** | Sepsis Myokarditis | VET |
| Paratyphus A, B, C | Salmonella paratyphi A, B, C gramnegative Stäbchen Vermehrung in: A, C: Nährbodenytagon, ABKs, Enteritis, Endotoxin | Wasser, direkter Kontakt | 7 - 21 Tage | Verlauf wie Typhus nur kürzer und weniger Komplikationen, Roseolen deutlicher sichtbar | | VET |
| Pest | Yersinia pestis gramnegative Stäbchen | Rattenflöhe schmutzende Bubonen, Tröpfcheninfektion | 2 - 8 Tage | ● Beulen- (Bubonen-)pest: Fieber, diverse Haut- und Organstörungen sehr schmerzhaft vergrößerte Lymphdrüsen ● Pestsepsis ● Lungenpest ● Pestkarbunkel ● Pestis minor | Pestsepsis und Lungenpest tödlich | VET |
| Pocken | Poxvirus = Variolavirus | Tröpfcheninfektion, Bläschen | 10 - 12 Tage | hoher Fieber, Ausschlag (alle Bläschen im gleichen Reifitstadium) | Narben, Einblutungen, Erblindung | VET Pocken gelten als ausgerottet |
| Poliomyelitis | Poliovirus ECHO-Virus Coxsackie-Virus | Tröpfcheninfektion Wasser, Lebensmittel | 10 Tage | ● 1. Stadium: Fieber, Halsweh, Durchfall ● 2. Stadium: Fieber, Kopfweh, Nackensteife ● 3. Stadium: schlaffe asymmetrische Paresen | Encephalitis | VET |
| Rückfallfieber | Borrelia recurrentis gramnegative Stäbchen | 1. Kleiderlaus 2. Zecken | 5 - 8 Tage | rezidivierendes hohes Fieber mit Leberbeteiligung und Hautblutungen **undulierendes Fieber** 1. epidemisches Rückfallfieber (Läuse) 2. endemisches Rückfallfieber (Zecken) | Myokarditis Leberkoma | VET |
| M. Lyme | Borrelia burgdorferi gramnegative Stäbchen | Zecken | 3 - 23 Tage | ● Erythema migrans, Fieber ● meningitische Zeichen, Hirnnervenschäden, Fieber ● Arthralgien | Gelenkbeschwerden können jahrelang anhalten | Meningitis: ET |
| Shigellenruhr | Shigella gramnegative Stäbchen | Lebensmittel, direkter Kontakt, Fliegen | 2 - 7 Tage | blutig-schleimige Durchfälle mit Tenesmen | Arthritis, Neuritis Dauerausscheider | VET |
| Tollwut | Rabiesvirus = Lyssavirus | Tierbisse | 11 - 90 Tage | Jucken und Schmerz in einer bereits heilenden Bißwunde, Fieber, Kopfweh, Angst, meningitische Zeichen **Hydrophobie** | endet fast immer letal | VET |
| Tularämie (Hasenpest) | Francisella tularensis gramnegative Stäbchen | Zoonose Fliegen, Zecken, Mcktiden Wasser, Staub | 3 - 8 Tage | hoher Fieber Papel an der Eintrittsstelle | tödlicher Verlauf möglich | VET |
| Typhus | Salmonella typhi gramnegative Stäbchen | Lebensmittel, direkter Kontakt, Fliegen | 7 - 21 Tage | 1. Woche: treppenförmiger Fieberanstieg, Obstipation Erreger im Blut nachweisbar 2. bis 3. Woche: erbsbreiförmiger Stuhl, Roseolen, Kontinua-Fieber Leukopenie, Eosinopenie, Anämie, Bradykardie Erreger im Stuhl, Blut, Urin nachweisbar 4. Woche: Fieberabfall | Myokarditis, Gehirn, Darmblutungen, Peritonitis, Koma Spätkomplikationen: Knochen- und Muskelabszesse, Arthritis, Cholezystitis Dauerausscheider | VET |
| Virusbedingtes hämorrhagisches Fieber | Marburgvirus Ebolavirus Lassavirus | Zoonose direkter Kontakt Laborinfektionen | | Lassafieber bolivianisches hämorrhagisches Fieber argentinisches hämorrhagisches Fieber | | VET |

## LEGENDE LEGENDE LEGENDE LEGENDE LEGENDE LEGENDE LEGENDE LEGENDE LEGENDE LEGENDE LEGENDE

| | | | | |
|---|---|---|---|---|
| GRAMNEGATIVE STÄBCHEN | VIREN | FLIEGEN | LABORUNFÄLLE | ZOONOSE HUND |
| | | DIREKTE ÜBERTRAGUNG | WELTWEIT | ZOONOSE HASEN |
| GRAMPOSITIVE STÄBCHEN | RATTENFLÖHE | TRÖPFCHENINFEKTION | DURCHFALL | ZOONOSE MÄUSE |
| | ZECKENBISSE | INFEKTION DURCH WASSER | LETAL | ZOONOSE VÖGEL |
| GRAMNEGATIVE KOKKEN | MOSKITOS | NAHRUNGSMITTEL | FIEBER | ZOONOSE RIND |
| | KLEIDERLÄUSE | KONSERVEN | | |

VERGIFTUNG, INTOXIKATION
NIERE
CEREBRALE BETEILIGUNG
HERZ/KREISLAUF
ATEMSYSTEM
BEHANDLUNGS-VERBOT
LEBER

# STAMMBUCHHANDLUNGEN

| | | |
|---|---|---|
| **Augsburg**<br>Karolinenstraße 12 | Buchhandlung | Pustet |
| **Berlin**<br>Friedrichstr. 128 | Buchhandlung | J.F.Lehmanns |
| **Berlin**<br>Hardenbergstr. 11 | Buchhandlung | J.F.Lehmanns |
| **Bielefeld**<br>Oberntorwall 23 | Buchhandlung | Phönix |
| **Bochum-Querenburg**<br>Universitätsstr. 140 | Buchhandlung | Brockmeyer |
| **Bonn**<br>Am Hof 5a | Buchhandlung | Behrendt |
| **Bonn**<br>Am Hof 32 | Buchhandlung | Bouvier |
| **Bonn**<br>Königstraße 89 | Buchhandlung | James Zowe |
| **Braunschweig**<br>Neue Straße 23 | Buchhandlung | Graff |
| **Dortmund**<br>Westenhellweg 9 | Buchhandlung | Krüger |
| **Duisburg**<br>Lenzmannstr. 8 | Buchhandlung | Ananda |
| **Duisburg**<br>Königstraße 80 | Buchhandlung | Braun'sche |
| **Düsseldorf**<br>Friedrichstraße 24-26 | Buchhandlung | Stern Verlag Janssen & Co |
| **Erlangen**<br>Universitätsstr. 16 | Buchhandlung | Mencke & Blaesing |
| **Erlangen**<br>Untere Karlstraße 9 - 11 | Buchhandlung | Rudolf Merkel |
| **Essen**<br>Kettwiger Straße 35 | Buchhandlung | Baedeker |
| **Essen**<br>Robert-Koch-Straße 12 | Buchhandlung | Brockmeyer |
| **Frankfurt**<br>Gartenstraße 134 | Buchhandlung | Alt |

| | | |
|---|---|---|
| **Frankfurt** | Buchhandlung | Hugendubel |
| Aug.-Schanz-Str. 33 | | |
| **Frankfurt** | Medizin am Klinikum | Friederike Jung |
| Gartenstr. 177 | | |
| **Freiburg** | Buchhandlung | Herder |
| Kaiser Joseph Str. 180 | | |
| **Freiburg** | Buchhandlung | Hans Ferdinand Schulz |
| Friedrichring 13 | | |
| **Füssen** | Buchhandlung | Asklepios |
| Magnusplatz 6 | | |
| **Gießen** | Buchhandlung | J. F. Lehmanns |
| Frankfurter Straße 42 | | |
| **Göttingen** | Buchhandlung | Deuerlich |
| Weender Straße 33 | | |
| **Halle** | Buchhandlung | J. F. Lehmanns |
| Universitätsring 7 | | |
| **Hamburg** | Buchhandlung | J.F. Lehmanns |
| Hermannstraße 17 | | |
| **Hamburg** | Buchhandlung | Otto Spatz |
| Curschmannstr. 24 | | |
| **Hannover** | Buchhandlung | Schmorl & v. Seefeld |
| Bahnhofstr. 14 | | |
| **Heidelberg** | Buchhandlung | Haug |
| Bergheimer Sr. 102 | | |
| **Jena** | Jenaer | Uni-Buchhandlung Dr. K. Mattäus |
| Schloßgasse 3/4 | | |
| **Karlsruhe** | Buchhandlung | Buchkaiser |
| Kaiserstraße 199 | | |
| **Kassel** | Buchhandlung | Freyschmidt |
| Obere Königstraße 23 | | |
| **Kaufbeuren** | Buchhandlung | Edele |
| Salzmarkt 14 | | |
| **Kempten** | Buchhandlung | Dannheimer |
| Bahnhofstr. 4 | | |
| **Kiel** | Buchhandlung | Brunswiker |
| Brunswiker Str. 23-25 | | |

| | | |
|---|---|---|
| **Kiel** | Buchhandlung | Mühlau |
| Holtenauer Str. 116 | | |
| **Koblenz** | Buchhandlung | Reuffel |
| Löhrstraße 92 | | |
| **Köln** | Buchhandlung | Bouvier |
| Edsel-Ford-str. 26 | | |
| **Köln** | Buchhandlung | Gonski |
| Neumarkt 18a | | |
| **Löhne** | Versandbuchhandlung | Er - Leben |
| Rudolfstr. 2 | | |
| **Mainz** | Buchhandlung | J. F. Lehmanns |
| Binger Str. 18 | | |
| **Mainz** | Buchhandlung | Johann Gutenberg |
| An der Universität | | |
| **Mannheim** | Buchhandlung | Prinz |
| T 1 | | |
| **Mannheim** | Buchhandlung | Tobias Löffler |
| B1, 5 Breite Straße | | |
| **München** | Buchhandlung | Hugendubel |
| Marienplatz | | |
| **München** | Buchhandlung | Hugendubel |
| am Stachus | | |
| **München** | Buchhandlung | J.F. Lehmanns |
| Pettenkofer Str. 18 | | |
| **München** | Buchhandlung | Müller & Steinicke |
| Lindwurmstr. 21 | | |
| **München** | Buchhandlung | Otto Spatz |
| Schillerstr. 51 | | |
| **Münster** | Buchhandlung | Pörtgen |
| Salzstr. 56 | | |
| **Münster** | Buchhandlung | Regensberg |
| Alter Steinweg 1 | | |
| **Nürnberg** | Buchhandlung | Büttner |
| Adlerstraße 10 - 12 | | |
| **Nürnberg** | Buchhandlung | Hugendubel |
| Ludwigsplatz 1 | | |

| | | |
|---|---|---|
| **Osnabrück** | Buchhandlung | Wenner |
| Große Str. 69 | | |
| **Ravensburg** | Buchhandlung | Schmitt |
| Schulgasse 6 | | |
| **Regensburg** | Buchhandlung | Hugendubel |
| **Regensburg** | Buchhandlung | Pustet |
| Gesandtenstraße 6-8 | | |
| **Regensburg** | Buchhandlung | Universum |
| Obere Bachgasse 21 | | |
| **Straubing** | Buchhandlung | Pustet |
| Theresienplatz 41 | | |
| **Stuttgart** | Buchhandlung | Wittwer |
| Königstraße 30 | | |
| **Überlingen** | Buchhandlung | Plassmann |
| Turmgasse 8 | | |
| **Ulm** | Buchhandlung | J.F. Lehmanns |
| Wengengasse 27 | | |
| **Wiesbaden** | Fachbuchhandlung | Bräuer |
| Friedrichstr. 39 | | |
| **Würzburg** | Buchhandlung | Hugendubel |
| Schmalzmarkt 12 | | |

*Auf der nächsten Seite haben wir unsere Aufbaukurse für 96 aufgeführt. Sollten Sie an einem dieser Kurse interessiert sein, so melden Sie sich bitte unter 0911-77 67 91 für weitere Informationen. Diese **Aufbaukurse** sind als praktische Ergänzung zu den jeweiligen theoretischen Unterichten gedacht.*

*Nach Besuch eines Kurses aus dieser Kategorie sollten Sie das jeweilige Verfahren soweit beherrschen, daß Sie sofort mit Patienten arbeiten können.*

*Alle unsere Dozenten haben mindestens eine 2jährige Praxiszeit hinter sich. Bei fachlichen Rückfragen können Sie sich gerne auch an die Dozenten selbst wenden.*

Da unsere Aufbaukurse ein erhebliches Mehr an organisatorischem Aufwand bedeuten, können wir unser „Kino-Prinzip" (*d. h. Zahlen bei Besuch der Veranstaltung*) hier leider nicht mehr verwirklichen.

Wir bitten daher um Ihr Verständnis, daß die Kurse im Vorneherein zu bezahlen sind (*Anmeldung mit beigefügtem Verrechnungsscheck, der zu Beginn des Kurses eingelöst wird*).**Schüler der Ardea-Schule können von den angegebenen Preisen jeweils 10 % abziehen** (*Ausnahme: Kinesiologie-Kurse, Reiki-Kurse und Radiästhesie*).

# AUFBAUKURSE ....................................

Abspann ......

Egal, ob Sie nach der Einleitung gleich hier Nachgeschlagen haben, oder ob Sie sich zuerst über die Fragen hergemacht haben, Sie werden sich noch erinnern, daß wir für einen späteren Zeitpunkt Erweiterungsbände in Aussicht gestellt haben.

Warum wir dann nicht gleich diesen Band als Band 1 bezeichnen?!? - *Gute Frage - weil dann schon wieder jeder nach dem Band 2 fragt.*

Sagen wir dagegen nichts von einem 2. Band, dann wird ein Kenner der Materie zu Recht sagen, daß zu diesem Thema aber noch lange nicht alles gesagt sei. Deshalb, und um Fragen nach dem **WIE** und **WARUM** unserer Auswahl zu beantworten, hier eine kurze Zusammenfassung:

Prinzipiell wird von uns die Auswahl so getroffen, daß das Gebiet abgedeckt ist. Je nach Stoffgebiet gelingt dies mit 50 oder 100 Fragen. Bei den Infektionskrankheiten haben wir zum Beispiel von Anfang an einen zweiten Band angesetzt, weil es da noch einige Spezialitäten gibt, weil sich hier Dank Ferntourismus, Immigranten, neuer Erforschung und der daraus resultierenden, notwendigen Flexibilität unserer Rechtssprechung, immer wieder neue Erkenntnisse, Maßnahmen, Anpassungen und neue Meldepflichten ergeben.

Beim Nervensystem z. B. ist es eher so, daß wir Ihnen ein Grundgerüst in die Hand geben, mit dem Sie Ihr Stoffgebiet in den Griff kriegen sollen. Sie werden hier einen Grundstock an Wissen bekommen, der es Ihnen erlaubt in der Prüfung zu bestehen. Nachdem dies aber natürlich bei so umfangreichen Stoffgebieten nicht alles ist, was gefragt werden **kann**, wird unsere Fragensammlung irgendwann nicht mehr ausreichen. Deshalb wird es bei solchen Basisfächern dann Erweiterungsbände geben. Der Erscheinungstermin wird jedoch erst dann sein, wenn alle Stoffgebiete abgedeckt sind, **respektive dann, wenn die Notwendigkeit besteht**. Es ist klar, solange es noch weiße Flecken auf der Prüfungslandkarte gibt, braucht man noch keine speziellen Fragen.

Wie Sie sehen, werden wir uns immer darum bemühen, zur rechten Zeit für Sie da zu sein. Sie wissen ja selbst, daß wir auch Titel, die momentan noch nicht so dringend gebraucht werden (*Atmungsorgane, HNO etc.*) um einen oder zwei Plätze nach hinten stellen, um aktuellen Bewegungen entgegenzukommen.

Was gibts denn sonst noch alles an Neuigkeiten??

Na ja,

- unser großer Paukkurs ist schon fast völlig belegt,
- die Schule hat soviel Resonanz gefunden, daß Frau Dr. Rommelfanger immer weniger Zeit zum Schreiben, bzw. für Patienten hat (*dafür versuchen uns unsere ersten Schüler schon zu entlasten - vielen Dank auf diesem Wege!*),
- wir waren erstmals auf der Buchmesse vertreten, mit riesiger Resonanz,
- wir sind verstärkt in die Werbung eingestiegen,
- wir tun unser Bestes um **schneller** liefern zu können und
- wir sind jetzt, seit der Übernahme der Paracelsus Bookshops durch die J.F.Lehmanns-medizinischen-Buchhandlungen für diese Schüler direkt greifbar.

*Es sollten also jetzt die nötigen Schritte eingeleitet sein, um besser vertreten zu sein durch den Buchhandel.*

Die beste aller Neuigkeiten - mit einem Wermutstropfen - kommt aber erst: Wir werden uns nächstes Jahr verstärkt auf unser Lehrbuch, den „**ROMMELFANGER**" konzentrieren. Daß hierzu Abstriche von den Amtsarztfragen gemacht werden müssen ist leider unvermeidlich - der Wermutstropfen eben.

Wir hoffen, daß nach dem Nervensystem - Klinik/Vorklinik/Psychiatrie - wenigstens der schwierigste Teil des Prüfungsgeschehens abgedeckt ist. Natürlich werden wir Ihnen mit weiteren Bänden zur Seite stehen, die Themen stehen ja schon zum größten Teil fest. Aber natürlich - die Psychotherapeutenfragen müssen auch noch raus, die Therapiefragen müssen noch geschrieben werden und und und. Das ließe sich sicherlich noch endlos ausdehnen, aber für's Erste muß das eben mal genügen. Na, wir wollen dann mal wieder ...